Günter von Hummel

Die körperlich kranke Seele II

Analytische Psychokatharsis als ein neues Verfahren zur Psychosomatik und Selbsterfahrung

Das Bild auf der Umschlagseite zeigt ein Tranguloid und vermittelt damit eine mathematisch berechenbare und auch geometrisch (besser topologisch) anschauliche Struktur sich einander durchschlingender Flächen. Ich will damit darauf hinweisen, dass Körper und Seele des Menschen ebenso durchwoben sind und es daher eines ebenso komplex strukturierten Verfahrens bedarf, nämlich die *Analytische Psychokatharsis*, um diese Vielschichtigkeit zwischen Körper und Seele wissenschaftlich zu behandeln, aufzuschließen und neu zu formen. Damit auch ein Leser, der die Broschüre I nicht gelesen hat, von dem Text profitieren kann, habe ich wichtige Grundlagen hier nochmals erörtert.

Auflage © 2026 Günter von Hummel
Verlag: BoD · Books on Demand GmbH, Überseering 33, 22297 Hamburg, bod@bod.de
Druck: Libri Plureos GmbH, Friedensallee 273, 22763 Hamburg
ISBN: 978-3-8482-5434-7
Lektorat: S. Möckel, R. J. Osler

Inhaltsverzeichnis

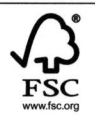

1. Am Anfang war die Wahrheit

‚How to do things with words', wie man ‚Dinge' mit Worten macht, so lautete das Buch des Sprachphilosophen John Austin aus den frühen fünfziger Jahren des letzten Jahrhunderts; und genau dies ist auch das Anliegen meiner beiden Broschüren zum Verfahren der *Analytischen Psychokatharsis*. Doch während Austin und in seiner Nachfolge J. Searle und andere über das Wesen der Sprache nur abstrakte, akademische Abhandlungen schrieben, stellen die Psychoanalyse (speziell die von J. Lacan) eine klare Theorie und die *Analytische Psychokatharsis* die entscheidende Praxis dar. Das Wesen der Sprache mit der Sprache zu theoretisieren, läuft auf das Gleiche hinaus, wie wenn man Krieg mit Krieg erklärt oder Mathematik mit Mathematik (man braucht bekanntlich verbal vermittelte Axiome und Algorithmen). Man muss wirklich ‚Dinge' zusammenbringen, nicht unbedingt harte, nüchterne Sachen, aber doch Wesentliches, das man spüren kann, ja, das vielleicht sogar glänzt.

Denn wenn man allein mit Worten richtige ‚Dinge' fabriziert hat, dann – und das darf ich jetzt im psychoanalytischen Sinne so sagen – strahlen die ‚Dinge' auch wieder zurück und befeuern erneut die Worte, mit denen ‚Dinge' gemacht werden können. Das geht so lange, bis ein befriedigendes Ergebnis erreicht ist oder sich eine Erschöpfung eingestellt hat. Ich sage damit nichts Neues. Bekanntlich wird in der Psychoanalyse hauptsächlich mit Worten gearbeitet, und die Therapeuten sprechen tatsächlich von ‚guten inneren Objekten', also seelischen Festigkeiten, wirklichen ‚Dingen', die das Ziel der Behandlung darstellen. Zu Beginn der Therapie existieren ‚innere Objekte', die infantil sind, z. B. ‚orale‘, also an die Mundlust fixierte ‚Objekte‘, und auch die waren schon mit Worten gemacht worden: unbewussten Ansprüchen und Versagungen, Verführungen und Zurückweisungen und vielem anderen mehr. In der Behandlung müssen reife ‚Objekte‘ an ihre Stelle treten.

So einfach das klingt, verhält es sich in der Wirklichkeit freilich nicht. Denn es müssten dann schon die richtigen, wahren, zutreffenden Worte genutzt werden, um die ‚Objekte‘ zu den richtigen, wahren und zutreffenden ‚Dingen‘ zu machen. Letztlich ist es äußerst schwierig, das Sachliche, Objekthafte, also alles, was nur bildlich, blicklich erfasst wird und schon von Freud Schautrieb genannt wurde, mit dem Worthaften, Symbolischen, das Lacan den Sprechtrieb nannte, gut, gelungen, brauchbar, effektiv zusammenzubringen. Der Mensch bleibt in Sache und Wort beziehungsweise in die beiden Triebe gespalten, denn Triebe sind ‚konstante Kräfte‘, wie Freud sagte, und da gibt keiner gegenüber dem anderen so leicht auf, um einen einheitlichen Bezugspunkt zu haben.

Vorerst aber etwas Pragmatisches: Diese Broschüre lässt sich als eigenständiger Text und nicht nur als Fortsetzung der Broschüre I verstehen. Manche Leser haben sich darüber mokiert, dass der Text im ersten Buch zu schwierig sei, und so will ich einerseits in der Art einer Kurzbiografie über den Weg schreiben, der bei mir von der Hypnose über das Autogene Training zur Psychoanalyse und schließlich zur *Analytischen Psychokatharsis* geführt hat, so wie ich es also selbst erfuhr. Andererseits will ich ein paar anschauliche Beispiele zu diesem Verfahren bringen, will neue Erkenntnisse einfügen und die Praxis nochmals gezielt beschreiben. Denn das praktische Vorgehen ist das wichtigste und zugleich auch am einfachsten zu erklärende.

So wie man also ‚Dinge' mit Worten macht, die ich in der *Analytischen Psychokatharsis Formel-Worte* nenne, kommen durch praktische Übungen hier auch ‚Dinge' zustande, die zurückreflektierend wieder Worte sind: Identitäts- oder *Pass-Worte*. Wenn ich den Weg beschreibe, wie ich zu dieser selbsttherapeutischen Methode als einem Zugang zum Wesen der Sprache und Psychosomatik gekommen bin, wird es vielleicht für viele leichter zu verstehen sein, um was es geht. Nach wie vor muss ich aber zugeben, dass auch diese Broschüre keine leichte Lektüre im Sinne eines einfachen Ratgebers darstellt. So sehr das Verfahren sich in seiner praktischen Anwendung simpel ausnimmt, muss man auch ein bisschen Theorie und die dazugehörigen Zusammenhänge gut verstanden haben, um das notwendige tiefe Vertrauen dazu zu haben.

Ein gewisses wissenschaftliches Verständnis und intellektuelle Anstrengung sollen den blinden Glauben oder mythische Vorstellungen ersetzen, auf die man sich früher gestützt hat. Es soll hier aber um eine Wissenschaft gehen, an der jeder teilnehmen kann, wie es der Neurophilosoph H. Hastedt einmal formulierte: „Der Geist in der Teilnehmerperspektive ist als *Subjekt* der Erkenntnis methodisch vorrangig gegenüber Geist und Körper als Erkenntnis-Objekt in der Beobachterperspektive."[1] Es geht hier also nicht nur darum, eine Praxis zu erlernen, sondern – ein bisschen – auch, an einer Wissenschaft v o m *Subjekt* mitzuarbeiten, was absolut nicht schwierig sein muss. Im Teil I habe ich

---

[1] Hastedt, H., Das Leib-Seele Problem, Suhrkamp (1989) S. 291

Goethe mit dem Satz aus seinem Faust zitiert: „Zwei Seelen wohnen, ach! in meiner Brust, die eine will sich von der andern trennen: Die eine hält in derber Liebeslust sich an die Welt mit klammernden Organen [die ‚Dinge‘]; die andre hebt gewaltsam sich vom Dust zu den Gefilden hoher Ahnen [die Worte]."

Ich habe erwähnt, dass auch die heutige Wissenschaft, insbesondere die Psychoanalyse, von einem derartigen Gespaltensein des Menschen ausgeht, wobei sie – wie gerade gesagt – die zwei Seelen als Triebkräfte auffasst. Diesen unbewussten Kräften, die ich noch vereinfachter mit Lacan ein Es *Strahlt* und ein Es *Spricht* nenne, unterliegen wir gezwungenermaßen, auch wenn wir diese Spaltung gar nicht bemerken. Die Kombination der Kräfte und damit ihre Auswirkungen können wir jedoch etwas steuern, und zwar eben gerade dadurch, dass wir ein *Schlüsselelement* finden oder gar erfinden müssen, das nicht mit einer ‚künstlichen Intelligenz‘, sondern mit einer eigenen, jedoch unbewussten Intelligenz arbeitet und so in einer besonderen Weise die beiden Kräfte schon von vornherein zusammengeführt darstellt. Neuerdings weiß man ja auch, dass man aufgrund der großen Plastizität des Gehirns und des Unbewussten sogar mit gedanklichen Übungen psychosomatische Beschwerden deutlich verbessern kann, und darauf wird diese Broschüre hinauslaufen.

Die gedankliche Steuerung kann eben nicht einfach vom Ich ausgehen, sondern braucht eine Methode, ein Verfahren, wie man an das Unbewusste herankommt und mit ihm konstruktiv und kreativ umgehen kann, damit auch wirklich ‚Dinge‘ passieren, die mit den Wörtern zusammengehen. Die Steuerung kann auch nicht vom Über-Ich, einer Art von

Pflicht- oder Schulungs-Ich, ausgehen, wie es in der Religion und in den Universitätswissenschaften der Fall ist, denn dort werden Überwörter verwendet, die nur sehr starre ‚Dinge' tun. Und auch intuitive, mythische, esoterische und spirituelle Methoden können nicht helfen, da sie – psychoanalytisch gesprochen – mehr Ich-Ideal-Bildungen, also Idealisierungen sind, die zwar schön und erhaben sein mögen, aber die Wahrheit nicht als wissenschaftliches ‚Ding' vermitteln, sondern eben nur über ein ‚Dinge-Tun' mit mythisch-magischen Wörtern.

Ende der fünfziger Jahre des letzten Jahrhunderts gab es in der Universitäts-Poliklinik in München den Professor Dr. Seitz, der – für damalige wissenschaftliche Verhältnisse erstaunlich fortschrittlich – Vorlesungen über Psychosomatik hielt. Psychotherapie war vor dem 2. Weltkrieg und auch kurz danach kaum ein Thema. Umso mehr war die Neugierde bei vielen meiner Kommilitonen und mir Anfang der sechziger Jahre des letzten Jahrhunderts geweckt, als wir diese Vorlesungen besuchen konnten. In diesen Vorlesungen von Prof. Seitz trat auch mehrmals ein Dr. Helbig auf, der autogenes Training und Hypnose praktizierte. Er versetzte meist einen der studentischen Zuhörer in Hypnose und stach ihm dann eine Stricknadel durch die Hand. Der Proband berichtete nach der Hypnose, dass er keinen Schmerz verspürt habe. Wir waren beeindruckt und gingen auch in die privaten Veranstaltungen Dr. Helbigs.

Doch nach einiger Zeit bemerkten wir, dass Dr. Helbig keinen so großen Überblick über die Psychosomatik besaß. Viel hatte er nicht drauf. Wir lernten das autogene Training, Unterstufe, und das war's. Ich schloss mich damals der ärztlichen Gesellschaft für autogenes Training und Hypnose an und besuchte zwei, drei Fortbildungen. Eine fand bei der jährlichen medizinischen Tagung in Karlsruhe unter der Leitung von Prof. Langen statt. Da ich in der ersten Reihe saß, holte er mich aufs Podium, um seine hypnotischen Fähigkeiten zu zeigen. Er legte die Fingerspitzen seiner Hände in Schulterhöhe an meinen Rücken und suggerierte mir etwas, dass er mich auffinge, wenn ich nach hinten sinken würde. Ich sank aber nicht nach hinten, ich spürte zu stark seinen Willen, dass ich ihm mehr oder weniger doch absichtlich folgen sollte. Nach kurzer Zeit gab er auf, ich sei nicht hypnotisierbar.

Mich erinnerte dies an Freuds Erlebnis bei Prof. Charcot in Paris vor wahrscheinlich ca. 140 Jahren. Auch hier ließ sich eine Patientin nicht hypnotisieren und Charcot herrschte sie an: „Vous contre-suggestionnez!" (Sie suggerieren dagegen!) Freud war empört. Warum sollte sie nicht eine Gegensuggestion haben, wenn sie irgendetwas am Hypnosevorgang störte? Freud beschloss daher, die Patienten ohne Hypnose zu behandeln, und auch ich fing damals an, Freud zu lesen. Es sollte noch lange dauern, bis ich selbst 1969 eine psychoanalytische Ausbildung begann. Denn ich beschäftigte mich noch lange mit Hypnose und autogenem Training in Theorie und Praxis, bis ich von Freud endgültig überzeugt war. Freud hatte lange mit der Hypnose praktiziert, und leider hat er sie vielleicht zu radikal aus seinem therapeutischen Repertoire entfernt, weil sie hinderliche Formen annahm. Die Patienten haben den hypnotisierenden Therapeuten zu sehr als einen göttlich agierenden Arzt angesehen, sich einem Abhängigkeitsrausch und intensiven kathartischen Erlebnissen hingegeben und damit nicht mehr so engagiert therapeutisch mitgearbeitet.

Freud ließ die Patienten daher frei und möglichst spontan reden, um aus diesen Assoziationen, Einfällen und Phantasien etwas Enthüllendes herauszuhören, das die Krankheitssymptome erklären könnte. Ich erwähnte gerade das Wort ‚leider‘ im Zusammenhang mit der hypnotischen Katharsis, denn als solche, also ohne Suggestion, ist die Katharsis eine große Hilfe. Mystiker und auch im indischen Yoga spielt sie oft eine große Rolle, aber auch hier gibt es ein Problem. In Mystik, Yoga und Meditation liefert man sich ebenfalls gewissen Abhängigkeiten an den Lehrer aus, und gleichzeitig muss man die dahinterstehende, nicht wissenschaftlich begründete Ideologie akzeptieren. Das ist in der *Analytischen Psychokatharsis* anders. Hier wird die Psychoanalyse mit einem meditativen Verfahren verbunden, und zwar genau in dem gerade erwähnten kathartischen Vorgang, der garantiert, dass die aus dem Unbewussten kommenden *Pass-Worte* wirklich das beinhalten, was aus den freien Assoziationen der Psychoanalyse mühsam und durch drei- bis vierhundert Behandlungsstunden herausgefiltert werden muss.

Doch langsam. Schon vor Beginn meiner psychoanalytischen Ausbildung hatte ich Interesse an Yoga und Meditation gewonnen. Ich las darüber jede Menge Bücher. Besonders beeindruckt war ich von H.-U. Rieckers „Das klassische Yoga-Lehrbuch Indiens" über die Hatha-Yoga-Pradipika von Patanjali, Schriften Shivanandas, Dürckheims und anderer, insbesondere diejenigen von Sant Kirpal Singh über dessen ‚Surat Shabd Yoga‘. Dieser meditative Yoga schien mir sehr einfach und einleuchtend, und ich konnte eine Gruppe diesbezüglich Meditierender in München besuchen. Ich durchschaute jedoch bald, dass der durchaus positive Effekt dieses meditativen Yoga darin bestand, dass die dabei genutzten *Formel-Worte* aus dem Sanskrit unverständlich, ja eigentlich nichtssagend waren.

Doch nichts bewegt das Unbewusste mehr als Sprachliches, das keine oder nur eine verschleierte Bedeutung hat. In der Psychoanalyse ist es der Analytiker selbst, der durch häufiges Schweigen das Unbewusste des Patienten zwingt, etwas – und sei es auch nur durch Versprechen und Fehlleistungen – Wahres und Einzugestehendes herauszubringen. Es scheint da etwas Vergleichbares zu geben. Doch einige Ausbildungskollegen im Institut warnten mich davor, Meditation und Psychoanalyse nebeneinanderher zu betreiben. Das könne nicht gut gehen, weil die Zugangswege diametral verschieden seien. Doch ich argumentierte, dass es ja um den gleichen Menschen und sein im letzten Sinne ja auch gleichartiges Unbewusstes geht und dass ja in beiden Methoden, Psychoanalyse und Meditation – also vergleichbar – gerade das Nichtssagende, Schweigende, Wirkung hat, ganz im Gegensatz zu „How to do things with words".

So sehr Sanskrit und Mystik also ein Problem waren, so auch das zu vielschichtiger und scheinbar sich widersprechender Zugangswege in der psychoanalytischen Ausbildung selbst. Es gab schon damals verschiedene Schulrichtungen, und die Ausbildungsdozenten wiesen einen immer wieder darauf hin, dass man nicht zu viel über Psychoanalyse lesen sollte, so lange man in Ausbildung und vor allem in der Lehranalyse war. Ja, am besten sollte man gar nichts darüber lesen. Man wollte vermeiden, dass die Ausbildungskandidaten in der Lehranalyse, aber auch in den Seminaren ständig Widerstand gegen ihr spontan Unbewusstes aufbauten, indem sie theoretisch bereits alles wussten und so über alles hinwegreden konnten. Trotzdem haben wir damals alle nicht nur Freud, sondern auch Bücher anderer, neuerer Psychoanalytiker studiert. Darunter war nicht nur C. G. Jung, der durch seine umfassende Bildung und metaphysische Betrachtungsweise bestach. Darunter waren auch Riemann, Mitscherlich und viele andere Psychoanalytiker sowie später dann auch noch J. Lacan. Und natürlich redeten wir gescheit daher.

Wir konnten nicht verstehen, warum die psychoanalytischen Ausbilder damals nicht so versiert waren, uns schon das Lesen nicht ausdrücklich zu erlauben, es auch nicht so betont zu verbieten. Sie mussten doch wissen, dass es gerade besonders reizvoll ist, Verbote zu durchbrechen. Andererseits gab es in umgekehrter Weise ein Problem mit der Meditation, in der nicht wissenschaftliche Grundlagen geklärt werden, sondern hauptsächlich die unmittelbare Wirkung, der Erfolg, zählt. Glücklicherweise war mein Lehranalytiker Ottokar Graf Wittgenstein nicht der Ansicht, dass ich mich trotz psychoanalytischer Ausbildung mit Meditation beschäftigte. Er sagte lediglich, dass ich endgültig nur mit einem westlich wissenschaftlichen Standpunkt reüssieren könnte. Ich könnte nicht östliches Meditieren in die westliche Wissenschaftskultur einschmuggeln.

Ich setzte dennoch meine Meditationen und meine psychoanalytische Ausbildung nebeneinander fort, gab meinem Lehranalytiker zwar recht und informierte ihn auch über meine Erfahrungen hinsichtlich der Beschäftigung mit Yoga und Meditation. Es existierten jedoch einige Dinge, die mir an der psychoanalytischen Ausbildung nicht so ganz gefielen. Mir waren die Leute, auch andere Ausbildungsanalytiker, oft zu zwanghaft, zu akribisch rigide. Ich hatte eine Mannschaft generöser, flexibler, kreativer Leute und

Lehrer erwartet. Vor allem hatte ich nicht das Gefühl, dass dort meine Probleme, die ich ja auch schließlich selber hatte, verstanden würden, so sehr Graf Wittgenstein mir hilfreich erschien.

Unter den Lehrdozenten ist mir noch Dr. Eicke in Erinnerung, der über die komplexeren Neurosen und Psychosen sprach und schrieb, aber extrem vorspringende und wohl hochgradig kurzsichtige Augen mit entsprechend dicker Brille besaß. Er machte auf mich einen überstrengen und rigiden Eindruck. Dr. Eickes Spezialität war vor allem auch die Erforschung der Aggression, was mir – unabhängig von seinen starren Augen – schon etwas Angst machte. Natürlich war diese Angst eine solche vor meinen eigenen Aggressionen, und heute würde ich anders darüber reden. Dr. Eicke hatte noch während der Ausbildungszeit einen schweren Autounfall, der seine körperliche Konstitution sehr entstellte und sein berufliches Forscherleben fast unmöglich machte. Er starb 2004. Er war ein großer Theoretiker gewesen und doch denke ich, war ich auch berechtigt, damals von einem Lehranalytiker – nur ganz nuanciert – eine gewisse ausstrahlende Persönlichkeitswirkung erhoffen zu können.

Erinnerlich ist mir auch das in fortgeschrittenem Alter lehrende Ehepaar Herzog-Dürck, die Anhänger der Jung'schen Analyse waren und nette Seminare über diesbezügliche Mythen- und Alchemieforschungen machten. Auch F. Riemann war interessant, obwohl ich seinen Hang zur Astrologie wie viele andere nicht teilen konnte. In meinem Ausbildungsinstitut war eben alles ein bisschen abstrakt-akademisch und theorielastig. Ich konnte mit dem Institutsleben nie so richtig warm werden. Auch eine Jugendanalytikerin, die ich in späteren Jahren traf, bestätigte mich in dieser

Auffassung. Sie hatte sogar ihre Ausbildung abgebrochen und erst nach einem Jahr wieder aufgenommen, da auch sie die Ausbilder als starr und spießig empfand. Doch generell gilt ohnehin, dass bisher kein Analytiker seine Analyse je zu Ende gebracht hat.[2] Jedes Institut ist sein eigenes Reich mit Vor- und Nachteilen. Trotz allem habe ich in Fall-Seminaren und Gruppenstunden viel gelernt.

Exkurs in die Praxis

Damit möchte ich weiters von dem grundlegenden Dilemma zwischen meditativen und analytisch-psychologischen Methoden beschreiben. Zuvor will ich, wie in der Broschüre I, die so einfach zu erlernende Praxis der *Analytischen Psychokatharsis* erwähnen und jetzt gleich einen Versuch damit empfehlen. Es ist immer gut, Praxis und Theorie von vornherein nebeneinander zu sehen. Was also die Praxis angeht, handelt es sich bei dem von mir entwickelten Verfahren der *Analytischen Psychokatharsis* um zwei Übungen. Die erste Übung besteht darin, sich in einer bequemen Sitzhaltung bei geschlossenen oder evtl. halboffenen Augen (oder auch einfach im Dunklen mit offenen Augen) auf das innere Körperbild zu konzentrieren. Wir haben alle ein Bild von unserem Körper, das nicht genau der realen Anatomie entspricht. Nach einiger Zeit des ruhigen Sitzens kann man nämlich oft nicht mehr sagen, wie der linke Arm liegt oder das rechte Bein angewinkelt ist.

Der ganze Körper wird also langsam etwas ,taub‘, dumpf, d. h., man zieht den Sinnesstrom von außen nach innen

---

[2] Safouan, M., Die Übertragung und das Begehren des Analytikers, Königshausen & Neumann (1997)

zurück, wie es in stärkerem Maße auch beim Einschlafen der Fall ist. Dieses Wahrnehmen des Körperbildes besteht schließlich nur noch in einer visuellen Form. Man nimmt also irgendeine Helligkeit wahr, oder auch nur empfindungsmäßig: Man spürt ein ‚Durchkribbeln‘, ‚-rieseln‘, ‚-strömen‘. Egal, was man auch immer wahrnimmt, es wirkt entspannend. Diese Wahrnehmung wird jedoch meist erst dann wirklich deutlich, wenn man gleichzeitig ein oder mehrere der sogenannten *Formel-Worte* rein gedanklich und vielleicht sogar in etwas monotoner Weise wiederholt.

Das hier im Kreis geschriebene *Formel-Wort* stellt nun genau eines der erwähnten ‚Schlüsselelemente‘ dar, in dem von verschiedenen Buchstaben aus gelesen eine andere Bedeutung erscheint.

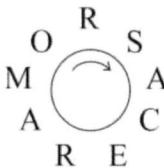

Dadurch, dass sich nun die Bedeutungen gegenseitig überlappen, kann keine von ihnen als die wahre genommen werden, um die es gehen soll. Aber das ist ja der Sinn, es soll nichts vorgefasst, fertig vorformuliert sein, damit beim langsamen, fast monotonen rein gedanklichen Wiederholen dieses (und anderer) schlüsselartiger Elemente das Unbewusste angeregt wird, die in ihm verdrängt gehaltene, eigentliche und eben wahre Bedeutung zutage kommen kann. Das heißt, man wird sie innerlich wahrnehmen und hören können. Es handelt sich dabei nicht um ein Stimmenhören, sondern nur um einen schwachen, meist wie von fern herkommenden Gedanken, dessen Eigencharakter man meist bemerkt, der aber doch vorher unbewusst war.

In dem gezeigten *Formel-Wort*, das man sich also als OR-SACERAM oder RAMORSACE etc. merken kann und das der lateinischen Sprache entnommen ist (jede andere könnte man ebenfalls verwenden, aber Latein eignet sich besonders gut), stecken folgende Bedeutungen, je nachdem von wo aus man es also liest: C eram orsa (hundertfach war ich Beginnen, amo R sacer (ich liebe das heilige R), cera morsa (das zerstückelte Wachs), mors acer (der Tod ist bitter), amor sacer (die Liebe ist heilig) usw. So unsinnig manche Bedeutungen sein mögen, wichtig ist nur, dass sie syntaktisch in Ordnung sind und sich gegenseitig überlappen, so dass keine dieser Bedeutungen für den Anwendungseffekt zählt. Es zählt eben in diesem ersten Versuch das Sprachliche ohne Bedeutung, aber mit dem Sinn der Öffnung des Unbewussten, worauf es ankommt.

Wirkung hat also nur das in den *Formel-Worten* eingebettete Schweigen, so dass man die einzelnen Bedeutungen gleich wieder vergessen kann. Wichtig ist nur, zu verstehen, wie die *Formel-Worte* aufgebaut sind, so dass man wissenschaftlich-intellektuell das Verfahren jederzeit hinterfragen kann. Kommen irgendwelche Gefühle oder Ideen hoch, die unpassend sind oder Angst machen, kann man nachdenken oder sich weiter über das Verfahren belesen. Blinder Glaube ist nicht gefragt.[3] Man kann sich bei Lacan informieren, zum Beispiel in seinen Schriften I – III oder etwa im Seminar XI, dass es genau auf dieses Quer- oder Kreuz-Sprachliche ankommt, wenn man vom Unbewussten dasjenige

---

[3] In diesem Buch sind drei *Formel-Worte* vermittelt, die zum Üben vorerst genügen. Eine Verbesserung kann man mit zwei weiteren zusätzlichen *Formel-Worten* erreichen, die auf der Webseite analytic-psychocatharsis.com angegeben sind.

erfahren will, was in ihm an Verdrängtem nach außen drängt – oder, wie Lacan sagt, „was im Unbewussten darnach drängt, sich erkennen zu geben".[4] Während das gedankliche Wiederholen von etwas, das nichts bedeutet, also der *Formel-Worte,* den meditativen Teil der *Analytischen Psychokatharsis* darstellt, besteht der psychoanalytische Teil der Methode in der Wahrnehmung und Deutung des ‚sich zu erkennen Gebenden' in Form des von innen her zu Hörenden, was ich die Identitäts- oder *Pass-Worte* nenne.

Es ist ganz klar, dass man – gezwungen, nur seinen reinen Wortklang monoton gedanklich zu wiederholen – eine entspannende Wirkung erfährt, denn man wird jetzt nicht durch bewusste, gerichtete Gedanken abgelenkt. Man tritt direkt in die Tiefe des Unbewussten ein, nimmt das ‚Durchrieseln' oder die Helligkeiten wahr (einen Fleck im Dunkel, so wie man im Chinesischen sagt: Jede noch so dunkle Wolke hat einen silbernen Rand). Das Achten auf diese Erscheinungen des Körperbildes und das gleichzeitige ständige Wiederholen des ORSACERAM oder eines anderen Formel-Wortes schaukeln sich gegenseitig zu einer tiefen, entspannenden und kathartischen Erfahrung auf.

Hier kann ich wieder auf die Katharsis bei der Freud'schen Hypnose eingehen. Es ist klar, dass die *Formel-Worte* kryptisch aussehen, auch wenn ich ihren Aufbau noch wissenschaftlich erklären kann. Ganz im Unterschied zum Sprechen in der Hypnose enthalten die *Formel-Worte* ja keine Suggestion. Wie im Unbewussten ist ihr Sinn ‚überdeterminiert', d. h. von vielen Bedeutungen her überlappend durchkreuzt. Bereits das ganz elementare ‚Verlauten' der

---

[4] Lacan, J., Seminar IX, Die Identifizierung, 7. Vortrag.

Buchstaben im *Formel-Wort* lullt, singt, spinnt einen aber dennoch ein bisschen ein und trägt einen wie ein Musikstück in eine leichte Form der ‚Entrückung' von der Außenwelt weg. Damit kann die psychisch-libidinöse Energie fließen, ohne dass man von diesem Vorgang abhängig werden kann oder muss, denn es stehen kein persönlicher Souffleur und kein Suggestor dahinter. Wenn man überhaupt noch von Suggestion sprechen will – und Freud tut dies sogar auch in Hinblick auf die korrekte Psychoanalyse –, so handelt es sich um eine, die von dem ureigenen und unbewussten Knoten eines ‚Es *Spricht*' selbst herkommt.

Denn ein originäres ‚Es *Spricht*' liegt der Sprache als solcher selbst zugrunde. Der Philosoph M. Heidegger behauptete noch direkt, dass „die Sprache spricht", was jedoch etwas zu apodiktisch ausgedrückt ist. Der Philosoph C. Taylor weist wesentlich differenzierter und detaillierter nach, dass die Sprache etwas Konstitutives, Schöpferisches und Holistisches ist, in der einzelne Wörter nur im „Zusammenhang einer artikulierten Sprache" . . . also nur „im Zusammenhang des gesamten Bereichs symbolischer Formen" Wörter sein können.[5] Die Menschen haben nicht mit einzelnen Bezeichnungen angefangen zu sprechen, sondern mit einem ganzen Arsenal von – zumindest bereits auf der Zunge liegenden – Worten (z. B. Losungsworten). Exakt diesen Charakter bilden die *Formel-Worte* wieder ab und mehr noch die später zu erklärenden *Pass-Worte*.

---

[5] Taylor, C., Das sprachbegabte Tier, Suhrkamp (2017) S. 42 und 567

2. Psychoanalyse / Meditation

Egal wie nun dieser erste Versuch mit der Praxis ausgefallen ist, den ich vorhin empfohlen hatte, ich kann dennoch jetzt besser theoretische Zusammenhänge erklären. Bekanntlich *überträgt* der Patient in der psychoanalytischen Therapie Bedeutungen inadäquater oder verjährter Art auf den Analytiker, worauf dieser genau diese Inadäquatheit oder Verjährung durch Bezug zum eigentlichen Begehren, zum unbewussten Triebgeschehen, aber auch zu sich als dem ,Objekt' dieser *Übertragung* deuten kann. Der Therapeut muss sozusagen den Anspruch des Patienten, also dessen frei assoziierendes Sprechen, auf den Trieb, auf das eigentliche, zugrunde liegende Begehren, die eigentliche Kraft, zurückführen, indem er sich selbst als ,Objekt' des Begehrens verwenden lässt. Nur dies ist echt und enthält die auf das Subjekt bezogene Wahrheit, die letztlich hinter allen – scheinbar objektiven – Symptomen steckt.

Manchmal stellt sich beim Analytiker auch eine Gegenreaktion ein, die man dann Gegenübertragung nennt. Während die *Übertragung* als neurotischer und fehlgeleiteter Vorgang (weil inadäquat) aufgelöst werden muss, sind diese Gegenübertragungen und auch andere Aspekte der klassischen Psychoanalyse oft störend, wie auch Lacan anmerkt. Ich hatte dadurch oft den Eindruck, dass der übliche Vorgang in der Therapie, nämlich die *Übertragung* auflösen zu müssen, nicht der einzige Weg der Klärung und Läuterung sein müsste. Selbstverständlich müssen unpassende, aus verjährten oder anderweitigen Beziehungen und Bedeutungen stammende *Übertragungen* aufgelöst werden. Aber störende Elemente aus dem Setting der Psychoanalyse und aus der Missachtung der Neutralität, die der Analytiker einzuhalten hat, oder auch aus stärker Verdrängtem, sogar psychisch Abgespaltenem des Patienten müssen vermieden werden.

Solange der Patient etwas zum Analytiker zu sagen hat, gibt es noch *Übertragung* und ist die Analyse nicht beendet. Das Ende einer analytischen Behandlung ist daher schwer zu definieren, und meistens wird irgendeine Übereinstimmung zwischen Analytiker und Patient gefunden, die Therapie beenden zu können. Dies wird in der Meditation freilich ganz anders gehandhabt, wie ich sogleich beschreiben will. Auf jeden Fall habe ich auch nach Abschluss meiner psychoanalytischen Ausbildung den meditativen Yoga weiter betrieben. Mit anderen Worten: Ich machte nunmehr Therapien mit eigenen Patienten und ging bei mir selbst weiterhin in die „yogische Analyse", wenn ich dies in nicht ganz korrekter Weise so sagen kann. Ich ging auch zweimal noch zur Supervision bei meinem und einem anderen Lehranalytiker, tauchte aber jeden Tag für eine kurze Zeit in das Dunkel der Ur-*Übertragung* der Meditation ein.

Diese *Übertragung*, die sich an das Dunkel, an das Nichts und Nirgends bei der Meditation richtet, nenne ich eine Ur-*Übertragung*. Ich tue dies parallel zu dem Freud'schen Begriff der Ur-Verdrängung. Um die übliche Verdrängung zu verstehen, postulierte Freud eine vorgelagerte Form direkter psychischer „Gegenbesetzungen", die Ur-Verdrängung eben. Für den klassischen Psychoanalytiker wird es unverständlich klingen, wenn man sagt, man könne in einen direkten Bezug zu dieser Ur-Verdrängung kommen, gerade und insbesondere dadurch, dass man in die Ur-*Übertragung* eintritt. Ein direkter Bezug zur Ur-Verdrängung hieße aber, selbst gespalten zu agieren. Man wäre sein eigenes Ich und Gegen-Ich, also in einem jetzt etwas pauschal formulierten Begriff: psychotisch. Man muss sich vorstellen, dass sowohl die *Übertragungen* als auch die Verdrängungen (und hier speziell die Ur-Verdrängung) nichts ist, was ein Sein hat, sondern Symbolisches, Bedeutungstragendes, eine Art von ‚Sage' oder ‚Spreche' (also wieder genauso etwas wie das ‚*Spricht*' beinhaltet, das im Fall der Ur-Verdrängung sehr negativ ausgefallen ist, so dass sie nicht auszuhalten war und immer noch ist).

Auch hier werden demnach ‚Dinge' (das Ur-Verdrängte, das nur ausstrahlt und das ich korrelativ zum Es *Spricht* als ein Es *Strahlt* bezeichne) mit Worten gemacht, allerdings in negativer Art. Dieses negativ Symbolische nannte Freud auch eine ‚Reizüberflutung', die dem noch hilflosen Kind schon ganz früh passiert, doch auch hier gilt, dass dieses Passieren nicht ein Etwas ist, das geschieht, also kein S e i n ist, sondern ein Sagen, ein Untersagen, ein Verbieten, ein erstes Nein,[6] eine direkte Negativität des *Anderen* (anfänglich meist die Mutter). Gerade dieses ‚Dagegensprechende' ist auch für das Verständnis der Meditation wichtig: In der Ur-*Übertragung* der Meditation tritt man gleich direkt diesem Nein gegenüber, diesem Dunkel, diesem Nichts des *Anderen.* Denn hier sitzt einem kein physisch präsenter Analytiker gegenüber. Andere Situationen und Ereignisse, gute und schlechte Erinnerungen, vielleicht ein fremder Guru, doch vor allem auch das Monster eines negativen *Anderen*

---

[6] Das Nein ist somit tatsächlich das erste mit Worten gemachte 'Ding'.

sind dann im Spiel. So etwas gleicht ein üblicher Meditationslehrer mit strengen, nicht wissenschaftlich begründeten Regeln aus.

Viele Menschen träumen einmal oder auch mehrmals davon, einem Staatspräsidenten oder einer extravaganten Person des kulturellen Lebens zu begegnen, aber eben auch Monstern oder bizarren Verletzungen. Auch hier stehen wohl solche außergewöhnlichen Ur-*Übertragungen* und Ur-Verdrängungen dahinter, die anders zu handhaben sind als in der Psychoanalyse und vielleicht auch nie ganz aufgelöst werden. Schon beim sogenannten Initialtraum spielt eine derartige wilde *Übertragung* (eine *Übertragung* außerhalb des analytischen Sprechzimmers) eine Rolle. Es handelt sich um den Traum, den man oft am Beginn, ja schon beim Entschluss, in eine Psychoanalyse zu gehen, hat. Ich hatte in Bezug auf Kirpal Singhs ‚Surat Shabd Yoga' ebenfalls solch einen Initialtraum, der eine „archaische *Übertragung*" (also eine Art von Ur-*Übertragung*) beinhaltete.[7]

Ich befand mich in diesem Traum, den ich, als etwa fünf- oder sechsjähriger Junge neben meiner Mutter stehend, in einer riesengroßen Kirche hatte, in der sich vielleicht tausend Leute aufhielten.[8] Ziemlich weit oben auf einem Kronleuchter saß eine Tier/Mensch-Gestalt, die zu den Leuten sprach. Aus dem Mund dieser Gestalt kamen jedoch kaum hörbare Worte sondern strahlende Funken, die in

---

[7] Gedo, J. J., The psychoanalytic management of archaic transferences, Am. J. Psychoanal. Ass. 25 (1977), S. 787–803.

[8] Es handelt sich beim Traum um das unmittelbare *Strahlt* der ‚Dinge', der psychischen Objekte oder auch des Ur-Verdrängten.

weitem Bogen herunter fielen und immer dann, wenn sie
etwa vor mir auf dem Boden aufkamen, kleine Tiergestalten
(Marder, Eidechse und Ähnliches) auftauchen ließen, die
wegsprangen. Die aus dem Boden vor mir wegspringenden
Tiergestalten machten mir etwas Angst. Ich sah dann, wie
die genannte Gestalt schließlich von dem Kronleuchter an
einem Seil entlang herunterstieg. Hatte sie nicht einen Tier-
fuß? Sie ging an mir vorbei, lächelte und verschwand.

Klar, die Gestalt hatte etwas mit meinem Vater zu tun, aber
auch mit dem Ur-Vater Freud oder dem Lehrer des Surat-
Shabd-Yoga. Ich hatte kein Verhältnis zur Kirche bzw. zu
festgelegten Konfessionen mehr und konnte mit Theologie
nicht viel anfangen. Doch diese „archaische *Übertragung*"
versetzte mich ins Mittelalter und zu den Ur-Vätern zurück.
Aus dem Mund sprühende Funken-Worte, die gleichzeitig
Leben entspringen lassen konnten, waren mir aus dem Yoga
als „Bija" (Wort- oder Silben-Samen) bekannt. So etwas
gibt es auch in der Psychoanalyse Lacans: Der psychoanalytische Akt – vor allem kulminierend in seiner Deutung –
ist bei Lacan so etwas wie eine Wort-Zeugung, wie es auch
die Entstehung erster Identitäts- oder Losungsworte bei den
Frühmenschen gewesen ist. Es sind die „défilés logiques"
oder „défilés du signifiant" (logische Engführungen oder
Engführungen des *Signifikanten*), „linguistische Kristalle",
die also etwas *Strahlendes* und *Sprechendes* gleichermaßen
in sich haben, das durch diese Engführungen hindurchwirkt
und sich aufrichtet.[9] In vielen Mythen und mystischen

---

[9] Der Begriff des *Signifikanten* ist der Sprachwissenschaft entnommen und ist gegenüber dem Bezeichneten mehr der Be-
zeichner, Bedeuter, also etwas Subjektbezogenes, ein Subjekt-

Bildern kennt man Derartiges, das eindrucksvoll, aber auch letztlich rätselhaft ist.

Die Väter sind nämlich nicht nur Lichtgestalten, sie haben auch einen Pferdefuß, einen Makel. Sie sind im symbolischen Sinne, im *Signifikanten* kastriert, wie Lacan betont. Man muss nicht nur selbst seinen Weg gehen, sondern ihn auch benennen können: Der Vater, der Analytiker, der Heilige können einen nur ein Stück begleiten. Sie scheinen wortgewaltig zu sein, Funken-Worte zu sprühen, aber wir müssen selbst unser Wort machen. Wir müssen der sein, als der wir uns sprechend legitimieren, müssen der sein, wie man bei sich und anderen im *Wort* steht. Das Sein ist als ‚Ding' zwar auch wichtig (Es *Strahlt*), genauso wie das im und durch das Wort Verpflichtete und signifikant Zutreffende der Worte (Es *Spricht*), keines besitzt Priorität, und so muss man beides gleichzeitig betonen.

Denn es werden ‚Dinge' nicht nur mit Worten gemacht, die ‚Dinge' spiegeln sich, strahlen auch in diesem Es *Strahlt*/Es *Spricht* wieder und erinnern erneut an die oben erwähnten Grundtriebe der Psychoanalyse und auch an die Phänomene, die ich gerade bei den Übungen zur *Analytischen Psychokatharsis* beschrieben habe: Das von Lacan auch als Lumineszenz und von mir eben als Es *Strahlt* Bezeichnete bezieht sich auf das Wahrnehmen des Körperbildes als Helligkeit, ‚Durchrieseln' oder einen Helligkeits-Punkt. Das Es

---

Zeichen und nicht ein objektives Zeichen. Meist wirkt er wie ein fluider, unscharfer Begriff, der aber wesentlich ist, bis hin zum Anklang an das eigentliche Reale, Wirkliche (nicht die Realität, Wirklichkeit).

Spricht Genannte kommt durch die *Formel-Worte* herein und ich werde es erst bei der zweiten Übung in seiner Gänze beschreiben, wenn es auch vom Unbewussten her als *Pass-Wort* zu vernehmen ist.

Vorerst soll also genügen, dass wir in einer Meditation etwas Ähnliches tun wie in einer Psychoanalyse. Wir kommen sozusagen nur vom anderen Ende her. Wir treten in Form der Ur-*Übertragung* in das Dunkel, das Nichts und Nirgends der Ur-Verdrängung ein, achten aber dabei auf das uns haltende, ureigene des Körperbildes (Helligkeitspunkt, ein *Es Strahlt*, ‚Durchrieseln') und stützen uns weiterhin durch gleichzeitiges gedankliches Wiederholen der *Formel-Worte*. All dies war auch schon in den Übungen angedeutet, die ich mit dem autogenen Training gemacht habe. Nur verwendet man dort keine *Formel-Worte*, sondern nur bereits fertige ‚Vorsatzbildungen' wie in allen anderen Meditationen oder ‚spirituellen' Vorgehensweisen auch. Das gilt auch für Meditationen mit ‚Mantras' oder asiatischen Namen, denn bei solchen muss man sich auch völlig auf den asiatischen Hintergrund stützen, also wieder auf eine festgelegte Konfession, und von einer solchen hatte mir ja mein Lehranalytiker Graf Wittgenstein dringend abgeraten.

Meine Erfahrungen mit dem Meditativen waren also bereits beim Erlernen des autogenen Trainings zwiespältig und ich konnte sehen, dass es in seiner ‚Unterstufe' zwar zu einer allgemeinen Entspannung führt, die in dem Zustand einer „vegetativen Umschaltung" oder einer „organismischen Umschaltung" gipfeln soll, also ebenfalls einer Art von befreiender Katharsis.[10]Meistens sind aber die Übungen der

---

[10] Schulz, I. H., Das autogene Training, Thieme Verlag (1970)

Unter- bzw. Grundstufe nicht ausreichend, um wirklich eine derartige „Umschaltung" im Psychischen und Nervensystem zu vollziehen. Mir ist eine derartige Reaktion trotz langjähriger Übungen nie gelungen. Der Grund ist mittels der Psychoanalyse einfach zu erklären: In der Grundstufe achtet man auf verschiedene Körpersysteme und begleitet diese Achtung mit bestimmten, banalen gedanklichen Formulierungen.

So werden das Muskelsystem als „durchströmt", der Kopf als „kühl", die Atmung als „ruhig", das Herz als „kräftig" und der Bauch als „angenehm warm" meditiert. Aber für den ‚Tiefenleib', wenn man das Unbewusste einmal so nennen darf, hat man natürlich keine Formel, was durchaus verstehbar ist. Denn sowohl „angenehm" als auch „befriedet" oder was auch immer wären heikle Worte und so etwas wie „ruhig" würde gar den Kastrationskomplex endgültig verfestigen. Für das Unbewusste kann man einfach keine formelartige Formulierung finden, eine solche müsste man verdrängen. Man hat daher eine zusätzliche Anleitung, die Oberstufe des autogenen Trainings, geschaffen, in der die einzelnen Übungen aus beschreibenden, inneren (z. B. Bildersehen) Einstellungen bestehen, um auf diese Weise hinter die unbewussten Empfindungen zu gelangen, die von der Unterstufe nicht erreicht werden.

Die Anweisungen in der Oberstufe sind also vorwiegend auf das Optische ausgerichtet und – um es gleich zu sagen – der ‚Tiefenleib' wird auch hier wieder ausgespart. Der Arzt und Psychoanalytiker K. Rosa hat versucht, psychoanalytisches Gedankengut in die Oberstufe des autogenen Trainings mit hineinzunehmen, ein Ansatz, der heute von vielen Lehrern dieser Methode benutzt wird. Doch bei allen Autoren wird dazu als „Einstieg" nichts anderes als „Farbensehen" oder „Objektvorstellungen" empfohlen, Übungen, die zuerst einmal nichts mit dem wirklich subjektbezogenen Erleben und Erfahren des einzelnen Individuums zu tun haben.[11]

Es werden also nicht ‚Dinge' mit Worten gemacht, sondern nur dinghafte Erscheinungen gesehen. Warum fängt man z. B. nicht wenigstens mit Musik an? Warum nicht mit Tastempfindungen? Das imaginative Bildersehen wird von Rosa dann anschließend psychoanalytisch bearbeitet und gedeutet, doch die Bilder sind zu künstlich erzeugt. Auch in allen anderen Büchern über die Oberstufe findet sich kein neutraler Anfang, so wie er in der Psychoanalyse wenigstens weitgehendst gehandhabt wird, indem dem in die Methode Einsteigenden empfohlen wird, „alles zu sagen, was ihm in den Sinn kommt". Spontan, ohne Auswahl.

Damit wird nichts suggeriert. Es gibt kein vorgefasstes Wort, keine vorgefasste Bedeutung oder kein vorgefasstes Bild. Wie auch bei fast allen Meditationsverfahren wird der „Einstieg" in die Oberstufe jedoch durch etwas vermittelt, das dem Lehrer, dem Vermittler, in den Sinn kommt, also geradezu das umgekehrte und suggestive Vorgehen. So ist auffallend, dass – um es nochmals anders zu sagen – z. B. das Freud'sche Sexuelle, das mit dem Geschlechtlichen gar nichts zu tun hat, in den Büchern über das autogene Training überhaupt nicht erwähnt wird, weil man eben

---

[11] Rosa, K., Das ist die Oberstufe des autogenen Trainings, Kindler (1975)

diesbezüglich – wie mit dem Begriff des ‚Tiefenleibs' schon gesagt – nichts suggerieren kann.[12]

Was also in diesen Übungen des autogenen Trainings oder einer Meditation für den einen das richtige Wort sein kann, ist für den anderen genau das falsche. Eine definitive Aussage aus dem Unbewussten, wie Rosa behauptet, kommt nicht zustande. Man hat bei allen Autoren über das autogene Training und speziell dessen Oberstufe den Eindruck, dass etwas sehr Schönes, eher allgemein Andächtiges gesagt wird, das mit der wahren Psychodynamik des Übenden nicht unbedingt etwas zu tun hat. All diese Probleme werden in der *Analytischen Psychokatharsis* vermieden, weil die noch zu erläuternden wissenschaftlich begründeten *Formel-Worte*, die hier als „Einstieg" dienen, keine derart

---

[12] Freud sprach bekanntlich vom ‚infantil Sexuellen', was nichts mit der Erwachsensexualität zu tun hat. Trotzdem war der Begriff ‚sexuell' nicht falsch, denn es kam auf den Triebbezug an. Wie mit dem Es *Strahlt* und dem Es *Spricht* erwähnt, handelt es sich hier um etwas Drängendes, das mit Lust einhergeht und nach Abfuhr strebt. Schon Aristoteles bezeichnete die Schaulust als das Höchste, das es gibt. Die Triebe (Freud nannte den Trieb auch eine ‚konstante Kraft') werden nur durch ihre Kombination problematisch. So haben die Frühmenschen noch mit Lust ‚geschaut', wir dagegen ‚sehen' nur noch. Und Worte haben noch wie Fanfarenstöße gewirkt, wo wir heute nur noch Vokabeln von uns geben. Allerdings war die Kombination dieser beiden ‚Kräfte' bei den Frühmenschen ebenso sehr problematisch, wohl sexuell-aggressiv. Das Infantil-Sexuelle Freuds benutzt also die Erwachsensexualität nur als Modell, es selbst hat mit dem Geschlechtlichen nichts zu tun.

definitive vorgefasste Aussage haben, obwohl doch eine Mehrheit von Aussagen in ihnen steckt.

Sie sind die idealen *Worte,* mit denen ‚Dinge' gemacht werden können, denn sie sind selbst auch schon wieder ‚Dinge', die auf Worte zurückstrahlen. Sie haben ein strahlenkranzförmiges Aussehen (siehe Bild Seite 40), sie sind – wie ich schon in der Broschüre I demonstrieren konnte – etwas Topologisches. Ich zeige daher an dieser Stelle nochmals die gleiche Abbildung des mit einem Formel-Wort beschriebenen Möbiusbandes. 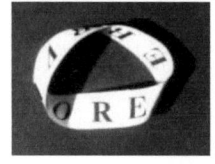 Dieses um 180 Grad verdrehte Band hat nur eine Fläche und doch zwei Seiten, was am besten die ‚Dinghaftigkeit' gewisser psychosomatischer Strukturen (topologisch) und damit auch das hier betonte Es des *Strahlt/Spricht* als solches wiedergibt.

3. Religion, ‚Spiritualität' und Psychosomatik

Auf religiöse, ‚sogenannt spirituelle' oder auf Yoga und Esoterik bezogene Verfahren, die ich ja gerade als vom eigentlichen wissenschaftlichen Vorgehen völlig abgekoppelt, pararational und spekulativ eingeordnet habe, kann ich hier nicht ausführlich eingehen. In meinen Büchern „*Analytische Psychokatharsis*" und „Signifikant Gott?" habe ich reichlich Bezug dazu genommen. Diesen ‚geistigen' und oft geradezu magischen Verfahren fehlt eine wirklich wissenschaftliche und natürlich insbesondere psychoanalytische Grundlage.[13] Für den Psychoanalytiker ist Gott unbewusst, er ist „ein Körper ohne Gestalt" oder, wie es sogar der christliche Religionsphilosoph R. Spaemann ausdrückte, „ein unsterbliches Gerücht" (das ist keine negative Aussage, vielmehr bezieht es sich auf das Gleiche, wie wenn ich vom Es *Strahlt* als etwas Unsterblichem und dem Es *Spricht* als dem unbewusst Wirkenden rede). Denn für den Psychoanalytiker sind schon die vier Buchstaben G, o und doppelt t eine Suggestion. Jedes Wort, das schon zu viel festgeleg-

---

[13] Lacan spricht hier auch oft von Konjekturalwissenschaft. Konjektur heißt Vermutung. Der Begriff stammt von Nikolaus von Kues, der in seinen philosophisch - theologischen Schriften von jener *linea maximalis et infinita* spricht, der größten und unendlichen Linie, die die Wesen in *Liebe* verbindet. Er geht von den Konjekturen aus, präzisen Bahnen der Vermutung, die man in immer weitere Präzision treiben kann, bis keine weitere mehr möglich ist. Die letzte Wahrheit ist Gott (Werke, Meiner, 2002). Damit gibt N. von Kues dem Glauben und nicht der Wissenschaft die letzte Gewissheit. Der Glaube steht im Vordergrund.

ten und bestimmten Inhalt hat, fixiert den freien Geist, hat keine Teilnahmeperspektive an der Wissenschaft und ist keine unbeeinflusste Übung mehr.

All dies gilt natürlich genauso für die Mystik oder Meditationsmethoden, besonders auch für solche aus dem asiatischen Kulturkreis. Philosophie und Theologie und alles, was sich aus bewussten Begrifflichkeiten heraus versucht, zu etablieren, kehrt schließlich wieder über neuere Begriffe, Symbole, Zeichen, Systeme etc. zum bewussten Ausgangspunkt zurück, d. h., sie kennen kein Unbewusstes. Sie nehmen eine von vornherein bedeutende Einheit (z. B. die Idee oder das Sein) und geben sie dann als neu definiert und gefunden wieder heraus (anders gesagt: Sie ziehen das Kaninchen aus dem Hut, das sie vorher dort hineingetan haben). Sie gehen in ihrer Argumentation nicht durch die Engführungen der Signifikanten hindurch, die das Subjekt berücksichtigen würden.

Dies lässt sich am einfachsten am Sehvorgang zeigen, der vermittels Auge und Sehrinde im Gehirn nicht vollends wahrnimmt, sondern nur als wirklich nimmt. Um wahrzunehmen, genügt es nicht, nur etwas anzublicken, sondern ebenso, zu bemerken, dass es uns auch ständig angeht, anblickt, an-*Strahlt*, es sich also um eine Oszillation von blicken und angeblickt werden handelt, um voll wahrzunehmen. Man muss also durch die Engführungen von Bedeutungseinheiten hindurch, um das Sehen, das Schauen, das Wahrnehmen nicht nur als ein ständiges Fotografieren zu erfassen, sondern als Schau, als visuelles Ereignis, als wesentliche Erscheinung, als ikonisches Begreifen, als Erkenntnis. Als ‚Dinge‘, die glänzen und so zu den Worten zurückführen.

Aus diesem Grunde haben die *Formel-Worte* in der *Analytische Psychokatharsis* zwar eine wissenschaftlich rationale Begründung, werden aber in der Praxis in ihrer irrationalen Form verwendet, wo sie tatsächlich zuerst einmal als Bild gesehen werden. Erst in zweiter Linie ,*Spricht*' Es. Denn das Unbewusste ist zwar „strukturiert wie eine Sprache", sagt Lacan, aber es handelt sich dabei natürlich nicht um unsere verbale Sprech-Sprache. Vielmehr ist diese unbewusste Struktur sprachlich „ultrareduziert", ja oft konkretistisch und bis zum Fast-Nicht-Mehr-Verstehen verengt, und lässt damit eine definitive Aussage offen. Hier hilft in der *Analytischen Psychokatharsis* erst am Ende der Übungen ein – den *Formel-Worten* korrelierendes – sogenanntes *Pass-Wort*, das ich ebenfalls noch erklären werde.

Psychoanalyse und Psychosomatik

Mit der Psychoanalyse kehre ich wieder zum ursprünglichen Wissenschaftsanspruch zurück. Doch wie bereits erwähnt, hat erst Lacan die Höhe und Präzision Freuds und einer wirklichen Psychosomatik wieder erreicht. Meine Ausbildung, die noch unter den üblichen Freud-Epigonen stattfand, konnte die eigentlich gesuchte Wissenschaftlichkeit nicht bieten. Die Ausbilder waren gut, aber eben reine Epigonen, ohne wirklich Eigenes, Neues, echt Transsubstanziiertes. Lacans Fortschritt in der Interpretation und Nachfolge Freuds war sein Bezug zur Sprachwissenschaft. Diese Wissenschaft, die Linguistik, versucht, sprechend, also die Sprache benutzend, die selbige nunmehr hintenherum wissenschaftlich zu begründen. Das ist natürlich genauso fragwürdig, wie ich es von der Philosophie und anderen Geisteswissenschaften mit dem Kaninchen-aus-dem-

Hut-ziehen, das man vorher dort hineingetan hat, sagen könnte.

Lacan entnahm der Sprachwissenschaft daher nur den Begriff des *Signifikanten*, der nicht mehr ein objektives Zeichen ist, ein sprachwissenschaftliches Fixum, sondern Zeichen eines *Subjekts*. Ein Bedeutungszeichen ist nicht als ein Etwas für jemanden, sondern anstelle von jemandem, also ein Zeichen des Subjekts, ein *Signifikant* eben.[14] Für Lacan war die Linguistik eine im universitären scholastischen Wissen steckenbleibende Wissenschaft, die das Subjekt nicht richtig in den Wissenschaftsdiskurs einbezog. Seine Psychoanalyse dagegen ist eine Wissenschaft v o m Subjekt, eine Konjekturalwissenschaft, in der Vermutungen nach und nach objektiviert werden, bis das Subjekt wirklich zu seiner endgültigen Signifikanz gereift ist.[15]

Ich verbrachte viele Jahre – genauso, wie es meine Mitkandidaten warnend vorhergesagt hatten – im Krieg zwischen den Methoden der Meditation und der Psychoanalyse und ihren Zugängen zum Unbewussten. Doch schließlich, bei

---

[14] Das Zeichen ist normalerweise ein Etwas für Jemand, aber ein Zeichen anstelle von Jemand „ist ein Signifikant, der ein Subjekt darstellt für einen anderen Signifikanten." Damit will Lacan darstellen, dass das menschliche Subjekt einer fixierten Zuschreibung völlig enthoben ist und nur durch zwei unscharfe Begriffe, zwei Unbestimmtheiten, ja eingespannt zwischen zwei Trieben, zu fassen ist.

[15] Man muss allerdings sehen, dass das menschliche Subjekt in einer Signifikantenkette, also mindestens zwei Signifikanten (‚*Strahlt / Spricht*') eingeschlossen ist.

einem Urlaub 1990 auf einem Bauernhof, bin ich schließlich plötzlich darauf gekommen, wie die Elemente des ‚Surat Shabd Yoga' mit der Lacanschen Psychoanalyse zusammenhängen Mir war aufgefallen, dass die Sanskritnamen, die man im Surat-Shabd-Yoga benutzt, eine Ähnlichkeit haben mit der multiplen, fluiden linguistischen Struktur der Lacan'schen *Signifikanten*, mit den „défilés logiques", den Engführungen, durch die das Wesentliche des Unbewussten in bedeutungshafter Natur hindurch muss, wenn es bewusst werden soll.

Der Sanskritname „Sat Naam", den man im ‚Surat Shabd Yoga' gedanklich übte, war z. B. mehrdeutig und vielschichtig. Der Wortstamm ‚Naam' ist der gleiche wie im deutschen ‚Name', lateinisch nomen, altindisch nama. Er ist auch fast in allen Sprachen, auch im Finnisch-Ugrischen, vorhanden, „so dass hier wohl ein sehr altes Wort vorliegt".[16] Zudem hat dieses „Wort" in den verschiedenen Sprachen, aber auch innerhalb des Indischen zahlreiche andere Bedeutungen: Name, Wort, Bezeichnung, Geist, Gott etc. Das Gleiche gilt für die Vokabel ‚Sat', Sein, Wesen, Sünde, altindisch 'sitzt' etc. bedeuten kann und auch mit dem lateinischen satis, deutsch satt, zusammenhängt. Sehr alte und kaum noch gültige Wörter sowie Worte, die zahlreiche Bedeutungen tragen, haben immer schon die Forscher beschäftigt. Wie konnte man sich im altindischen Sanskrit verständigen, wenn manche Worte so viele Bedeutungen in einem einzigen Wort vereinigten?

---

[16] Kluge, F., Etymologisches Wörterbuch, W. de Gruyter (1989) S. 498

Man hat sie meditiert, also gedanklich so lange wiederholt, bis einem der tiefere und allerletzte Sinn aufging. Nun können wir aber in unserer Kultur nichts mit derartigen Sanskritnamen anfangen, es sei denn, wir befassen uns mit Indologie und dem gesamten zugehörigen Hintergrund. Auch ist es unsinnig, diesen altindischen Formel-Formulierungen eine versteckte „Kraft" zu unterstellen, wie dies im Yoga behauptet wird. Vielmehr muss es ja auch ein verstecktes Wissen geben. Ich musste also nach etwas suchen, das die gleiche Struktur aufwies, aber in unserer Kultur und Wissenschaft Geltung haben kann. Dazu eignete sich ideal wieder die Psychoanalyse Lacans.

4. Formel-Formulierungen

Den Kern seiner Lehre hat Lacan oft durch Wortspiele oder Paraphrasen ausgedrückt. So hat er z. B. mit dem Satz „Les noms du père (Die Namen des Vaters), Les non du père (Die Nein des Vaters) und Les non Dupes errent (Die Nicht-Blöden irren)" eine formelwortartige Dreifach-Formulierung geschaffen. Durch eine Homophonie im Französischen klingen alle drei Aussagen gleich, obwohl sie drei völlig verschiedene und noch dazu sehr originelle Äußerungen beinhalten. Der Aufbau dieses Satzes ist somit wie der eines *Formel-Wortes* mehrdeutig, man kann sich wie auch bei Sat Naam auf keine Bedeutung allein festlegen. Doch so arbeitet auch das Unbewusste, so wirkt auch der/das *Andere*. Durch so etwas muss man hindurch, um zu einer echten und wahren Aussage des Unbewussten zu kommen und ‚Dinge‘ mit Worten zu machen.

Die Homophonie des Französischen war natürlich für mein Vorgehen nicht das Ideale. Wiederum brauchte es Jahre, in denen ich mich nach anderem Material umsehen musste. Ich suchte in der deutschen Sprache nach Homologien oder Homographien, mit denen genau solche drei- oder mehrschichtigen *Formel-Worte*, wie gerade vorgestellt, zu finden wären. Schließlich stellte ich fest, dass die lateinische Sprache sich dafür besonders eignen würde. Hier war es nicht allzu schwierig, Formulierungen zu finden, die, bedingt durch reine Homografie, von verschiedenen Stellen aus gelesen unterschiedliche Bedeutungen ergaben. Damit war die gleiche Struktur wie bei den Sanskritnamen und bei Lacans Homophonien gegeben. Übt man rein gedanklich solch eine Formulierung, kann (und soll man auch) sich für keine entscheiden, sondern gedanklich bei der reinen Buchstaben-folge bleiben, was dafür intensiv das Unbewusste weckt, da es genau so aufgebaut ist.

Ich arbeitete nunmehr weiter als Arzt und Psychoanalytiker und begann, Seminare über das Verfahren der *Analytischen Psychokatharsis* zu halten. Doch Letzteres war wenig erfolgreich. Zu den Vorträgen kamen zwar viele Leute, doch wie viele dann mit den Übungen arbeiteten, konnte ich lange Zeit nicht eruieren. Einführungsabende für die praktischen Übungen hielt ich jedoch nicht für so wichtig. Ich ging und gehe auch heute noch davon aus, dass die Übungen jeder leicht zu Hause erlernen kann und dass die Theorie mindestens genauso wichtig ist, weil sich beides gegenseitig unterstützt. Je mehr man in der *Übertragung* stecken bleibt – so habe ich doch argumentiert –, desto weniger kommt man zum wirklichen Ziel. Bevor ich zu diesen letzten Zielen Stellung nehme, gehe ich jetzt noch einmal knapp wie schon weiter oben vor, indem ich die Theorie noch einmal durch eine kurze praktische Anleitung unterbreche und empfehle, jetzt für 10 Minuten einen Praxistest zu machen.

Erneut kurze Einführung in die Praxis

Es sind zwei Übungen auszuführen. In bequemer Sitzhaltung konzentriert man sich auf das, was ich ein Es *Strahlt* genannt habe."[17] Man kann auch vom eigenen Körperbild ausgehen, vom „inneren Sinn", also davon, wie sich in ruhiger und dunkler Umgebung der Körper wie von innen her betrachtet anfühlt und erspüren lässt. Wiederholt man dabei

---

[17] Lacan, J., Seminar V, Turia und Kant (2006) S. 371

rein gedanklich, rein mental, eines oder mehrere der wissenschaftlich begründeten, psycholinguistischen *FormelWorte*, kann sich diese Strahlt-Erfahrung, diese Lumineszenz oder das einen wie ‚durchrieselnd' erfahrene Körperbild schnell vertiefen. Egal, wichtig ist nur, dass irgendetwas innerlich wahrgenommen werden kann, das irgendwie den Charakter eines Es *Strahlt* hat. Lacab spricht vom Spiegelungs- oder Strahlt-Punkt. Egal, ob es lichthaft ‚gesehen', gespürt, erfühlt oder sonst wie erfasst wird. Das Darauf-Achten und das gedankliche Wiederholen vertiefen sich gegenseitig.

Als *Formel-Wort* für diese erste Übung empfehle ich nochmals das ORSACERAM oder das RADICIT. „Radiit" heißt lateinisch „Strahlt", „Dicit" *„Spricht"*. Wenn wir die beiden lateinischen Ausdrücke zu „RADICIT" zusammenziehen, haben wir ein *Formel-Wort* vor uns, dessen Charakter – wie ich noch zeigen werde – aus einer wissenschaftlich präzisen und klaren Zusammensetzung besteht und eine für den ersten Übungsschritt brauchbare Formulierung darstellt.[18] Außer dem radiit und dicit ergeben sich – vor allem, wenn es im Kreis geschrieben ist und von verschiedenen Buchstaben aus gelesen wird – mehrere unterschiedliche Bedeutungen.

So können wir hier z. B. auch „adi cit r" (geh heran, es bewegt R), „C i tradi" (hundert I übergeben), „citra di" (diesseits die Götter), „dicit ra" (es sagt ra), „r adic it" (füge r hinzu, es geht), „radi cit" (gekratzt werden, es bewegt sich),

---

[18] Es stecken mehrere sich überschneidende Bedeutungen in diesem Ausdruck, dessen Art und wissenschaftlich begründeten Aufbau ich später erklären werde.

„trad ici" (erzähle, ich habe getroffen) etc. herauslesen, wobei vieles recht unsinnig klingt. Dies hat jedoch für den formalen Ausdruck keine Bedeutung. Ausschlaggebend ist hier nur, die wissenschaftliche Begründung klar darlegen zu können, wie ich es im Folgenden noch weiter tun werde. Dies ist für das Verfahren sehr wichtig, weil man nur so volles Vertrauen in die Methode haben kann.

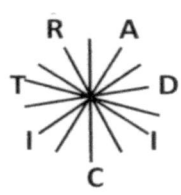 In der nebenstehenden Abbildung habe ich das *Formel-Wort* nochmals in der im Uhrzeigersinn zu lesenden Kreisschreibung geschrieben, um zu zeigen, wie an jeder Stelle eine andere Lesart beginnen kann. Gleichzeitig zeigt sich so der *Strahlt-* und *Spricht*-Charakter des *Formel-Worts*. Warum das Unbewusste genau so aufgebaut ist und daher genau in diese Buchstaben-Schnittstellen passt, werde ich noch schildern. Vorerst sollte es genügen, zu sehen, wie die erste Übung aufgebaut ist und wie sie in verschiedentlicher Weise zu den psychoanalytischen, linguistischen und topologischen Anforderungen passt. Diese erste Übung sollte somit also zu einer Erfahrung führen, wie ich sie mit den Begriffen ‚vegetative Umschaltung', *Psychokatharsis,* dem Wahrnehmen einer Lumineszenz oder eines mehr körperhaften „Durchrieselungs"-Gefühls schon eingeführt habe.

Auf jeden Fall hat es eine befreiende, kathartische Wirkung, die man psychoanalytisch gut auch mit der sogenannten *Übertragungs*-Heilung beschreiben kann. Diese ‚Heilung' ist nur die halbe Therapie und kommt durch die Erleichterung zustande, einem Therapeuten voll vertrauen und alles sagen zu können, selbst wenn eben – wie betont – die

Übertragungen inadäquat sind. Sie ist also keine wirkliche endgültige Heilung.[19] Deshalb müssen – um die Therapie ganz zu machen – die *Übertragungen* aufgelöst werden. Entsprechend muss in der *Analytischen Psychokatharsis* eine weitere, eine zweite Übung hinzugefügt werden. Diese zweite Übung beschreibe ich jedoch erst später.

Vorerst jedoch nochmals die Bemerkung, dass sich mit dieser Übung das ,Doing things with words' perfekt darstellen lässt. Eine ,vegetative Umschaltung' ist wirklich ein ,Ding', und es ist auch durch Worte gemacht, nämlich durch derartige B(r)uchstaben-Worte,[20] die nicht nur wieder Wörter und Wörter aneinanderreihen, sondern wirklich zur Sache kommen, zum ,Ding'. Dass dieses für eine endgültige Heilung noch nicht ausreicht, hat damit zu tun, dass die ,Dinge' eine Spiegelung, ein ,*Strahlt*' an sich haben, das neue Worte herausfordert, die ,Dinge' weiter, besser, anders oder intensiver zu machen, und erst nach längerem Üben zum Erfolg führen.

---

[19] Dies gilt für alle der üblichen Meditationsverfahren und auch der mehr am Verhalten (Behaviorismus) oder an festgelegten Thesen orientierten Therapien.

[20] Oudee Dünkelsbühler, U., Zeugnis und Schrift: B(r)uchstaben an der Couch, Les Etats Généraux de la Psychanalyse (2001). Der Begriff B(r)uchstaben erscheint mir eine ideale Formulierung für diese zerstückelte, gebrochene, Schreibweise der *Formel-Worte* zu sein, indem sie „Buch" (Lettern, *Spricht*) mit „Staben" (Linien, *Strahlt*) genau durch das ihnen eigene Element verbindet.

5. Weiteres zur Analytischen Psychokatharsis

Wie im Teil I der „Körperlich kranken Seele" beschrieben, übernahm ich von der Psychoanalyse deren grundlegendes Trieb-Struktur-Konzept. Auf jeden Fall habe ich klarmachen können, dass die Wissenschaftlichkeit in der Psychoanalyse – speziell in der J. Lacans – höhergradig entwickelt und besser formuliert ist als in allen anderen psychologischen Verfahren. Es gibt trotzdem noch einen Haken an der ganzen Sache. Sie betrifft den letztlichen Abschluss und das Ziel des Verfahrens. Schon die ‚freie Assoziation' des Patienten in der psychoanalytischen Therapie ist meist nie so frei, wie sie sein sollte. Die Menschen sind einfach zu sehr auf das Bewusstsein und das bewusste, rationale Argumentieren und Denken fixiert, als dass wir so einfach Irrationales zur Sprache bringen könnten. Auch ist die „gleichschwebende Aufmerksamkeit" des Analytikers, mit der er das Unbewusste seines Gegenübers erspüren soll, nicht immer so ausgeprägt.

Es stören die Gegen-*Übertragung* des Analytikers und viele äußerliche Aspekte (reale Situation vor und nach der eigentlichen Therapiestunde, Haltung, Atmung, Stimme des Therapeuten und selbstverständlich die heutzutage noch viel verzwickteren Widerstände des Patienten und Analytikers gegen die therapeutische Aufdeckung) das psychoanalytische Vorgehen.[21] Oft kommt es zum Therapieabbruch mit aggressiven Regungen gegen den Analytiker, was man

---

[21] Lacan betont, dass der eigentliche Widerstand vom Analytiker selbst kommt, weil er selbst nicht vollkommen analysiert ist.

„negative *Übertragung*" nennt. Oft gehen die Analysen mit einem Remis aus, so wie es auch mir selbst in der Lehranalyse ergangen ist.[22] Damit kann ich nun überleiten, warum ich die *Analytische Psychokatharsis* entwickelt habe und sie für eine Weiterentwicklung der Psychoanalyse halte, wenn auch die Psychoanalyse eine hervorragende Methode zur Behandlung bestimmter Neurosen ist und bleibt.

Wie gesagt beginnt alles mit den zwei Wesenskräften, Trieben, *Signifikanten,* die ich verkürzt Es ‚*Strahlt*' und Es ‚*Spricht*' genannt habe, und ihrer Suche nach einer Einheit oder einer idealen Kombination dieser beiden. Das Problem der Zweiheit und Einheit besteht in allen Bereichen des Lebens. Keine Wissenschaft, aber auch sonst keine Methode kann sie für uns lösen. Mit der Psychoanalyse gelingt es auf der Ebene des Subjekts, eine vorübergehende Einheit dadurch zu erreichen, dass die *Übertragungen* gedeutet und aufgelöst werden und schließlich eine intellektuelle und sprachliche Ausdrucksform gefunden wird, die sich sozusagen wie in eine Einheit in die bestehende des wissenschaftlichen und gesellschaftlichen Konsensus einschreibt.

Mit Worten werden ‚Dinge' geschaffen, die sich wieder in neuen Worten spiegeln, mit denen neue ‚Dinge' kreiert

---

[22]   Mein Lehranalytiker, den ich durchaus schätzte, brachte mehrmals sehr eigenartige Gegenübertragungsreaktionen zustande. So sah er einmal bei der Bezahlung die blauen 100-D-Mark-Scheine für die braun gefärbten 50er Scheine an und meinte somit, ich gebe ihm zu wenig. Er hielt mich wohl für ziemlich schlitzohrig, was vielleicht auch manchmal stimmte. Dennoch war es ein gutes Remis, das wir erreichten.

werden, die man letztlich als Ich-Reife bezeichnen kann, weil Aggressives und Sexistisches durchschaut, durchgesprochen und als Fehlerhaftes erkannt und überwunden werden können. Das Zurückspiegeln der Worte und ‚Dinger' ineinander kann man sich als eine Verdrehung und Verwindung des *Strahlt/Spricht*-Komplexes vorstellen, wie ich es in den unten stehenden Abbildungen und noch kompakter in der Abbildung auf Seite 30 dargestellt habe. Konkret so sieht es im Unbewussten aus, das ja auf ebensolche Verwindungen topologisch-projektiv den Gehirnwindungen aufsitzt.

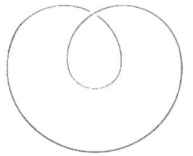
Innen-
acht und
erneut
Möbius-
band
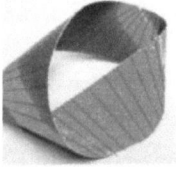

In der *Analytischen Psychokatharsis*, bei der wir uns ja in der Ur-*Übertragung* befinden, muss diese auf andere Weise behandelt werden. Sie wird durch die Anwendung der *Formel-Worte* zerpflückt, neu umgestaltet, ja geradezu um 180° verdreht und verwunden, bleibt aber als eine andere Form der Ich-Reife bestehen. Doch würde dies immer nur für eine bestimmte Zeit gelten, nach der eben die erhebende, kathartische, beglückende Phase nachlässt und beendet ist. Deswegen ist die zweite Übung notwendig, es sei denn, schon im Höhepunkt der ersten Übung kommt es spontan zur Wahrnehmung eines *Pass-Wortes*, was jedoch – vor allem anfänglich – nur selten passiert. Aus diesem Grund wendet man sich in der zweiten Übung dem Nach-innen-Hören zu.

Man richtet sich wie nach innen lauschend auf den ‚Ton‘, der im Unbewussten genauso grundsätzlich vorhanden ist wie der ‚Strahltpunkt‘, die Lumineszenz des Es *Strahlt* in der ersten Übung. Dass der ‚Ton‘ als Grundlage des Es *Spricht* fungiert, also auch als Grundlage der Sprache als solcher, kann man heute noch an der chinesischen Sprache sehen. Dort spielen verschiedene Tonhöhen von Wortlauten eine Rolle in der Erzeugung von Bedeutungen. Es haben wohl alle Sprachen so angefangen, dass sie nur Laut-Differenzen verwendet haben, um einfache Sachverhalte auszudrücken. Kehrt man also zum innerlichen Hören des ‚Tons‘ zurück, wird man zu dem Elementaren kommen, aus dem das Es *Spricht* besteht. Doch allein davon kann man nicht zehren, um zu einem Pass-Wort zu kommen.

Dazu muss man nämlich nicht nur dahin geraten, eine Verlautbarung, eine Art von Stimme zu vernehmen, die zwar nichts mit krankhaftem ‚Stimmenhören‘ zu tun hat, sondern mit dem, das ich schon im ersten Kapitel als das im Unbewussten an Verdrängtem nach außen Drängende beschrieben habe, wozu ich Lacan zitierte als das – „was im Unbewussten danach drängt, sich erkennen zu geben“.[23] Nur das kann wichtig sein, denn es kursiert im Unbewussten freilich auch viel Nichtssagendes, das es nicht wert ist, gehört zu werden. Doch der Drang hat – speziell nun, wenn er mit dem ‚Ton‘ geweckt und konfrontiert wird – mit dem verdrängten Es *Spricht* zu tun, das beispielsweise in der Hypnose vom Hypnotisierten gehört wird, aber das Freud als unzureichend für seine Therapie verlassen hat.

---

[23] Lacan, J., Seminar IX, Die Identifizierung, 7. Vortrag.

Wie ich schrieb, hat der Hypnotisierte sich im Abhängigkeitsrausch von der Stimme des Therapeuten und im intensiven kathartischen Erleben befunden, beim Aufwachen aus der Hypnose daran aber kaum noch etwas erinnern und so Freud nichts mitteilen können. Deswegen hatte er seine therapeutische Methode geändert und auf das ‚freie Assoziieren‘ gesetzt, aus dem er dann jedoch mühevoll die versteckten und verdrängten Wahrheiten heraushören musste. Der Verzicht auf die Katharsis hatte also große Nachteile. In der *Analytischen Psychokatharsis* wird dieses starke Entspannungs- und Glücks-Erlebnis der Katharsis aber wieder positiv und konstruktiv genutzt, denn es befreit das, ‚was danach drängt, sich erkennen zu geben‘, nämlich die *Pass-Worte*, und nichts anderes. Dies ist ein ganz entscheidender Punkt im Vorgehen der *Analytischen Psychokatharsis*.

Er gleicht dem Punkt der gerade oben erwähnten Verdrehung und Verwindung des *Strahlt/Spricht*-Komplexes. So nimmt z. B. das Kleinkind seine Mutter nicht so wahr, wie wir als Erwachsene sie später sehen, sondern wie ein Zeichen, einen Signifikanten aus einer anderen Welt, die sich etwa in der Höhe der Augen auftut. Das Kleinkind lächelt auch noch ein Bild mit zwei darauf gemalten augengleichen Punkten an, was diese Verdrehung in seiner Wahrnehmung deutlich demonstriert. Was das Kind mit dem Mund und seinem Körperkontakt genießt, spiegelt sich in den augengleichen Punkten wider Doch das ist nicht das alleinig Wesentliche, auf das es hier ankommt. Wesentlich für die *Analytische Psychokatharsis* ist hier, dass die *Formel-Worte* im menschlichen Psychismus eine ebensolche Verdrehung und Verwindung hervorrufen und so das Unbewusste zwingen, nicht nur eine Spiegelung (das *Strahlt*) sondern auch eine

Antwort auf diese Provokation herauszugeben (das *Spricht*). Darin wird dann eine Einheit lebendig, nämlich die *psychokathartische*, befreiende Erfahrung, die weder positiv noch negativ ist, sondern das ist, was sie heißt, indem ‚sie danach drängt, sich als *Pass-Wort* erkennen zu geben‘.

Beispiele für *Pass-Worte* werde ich im nächsten Kapitel geben. Vorerst nochmals ein *Formel-Wort,* denn drei dieser Formulierungen sind für die erste Übung notwendig, besser meist vier oder fünf. Wieder steht keine der Bedeutungen im Vordergrund, vielmehr soll es gerade die überdeterminiert bedeutungslose Formulierung sein, die durch gedankliches Wiederholen das Unbewusste aufrüttelt. Jeder zu vordergründige Sinn ist nur belastend und fördert nicht die Verwindung im Unbewussten. Wir müssten sonst diesem Sinn dann gedanklich folgen, so dass sich ein neuer produziert, dem wir wieder folgen und folgen müssen. Nichts ist so gut wie in summenden, gedichtartigen Lauten eingefangen zu werden, ohne den Sinn verstehen zu müssen. Es muss nur eines gewährleistet sein: dass man damit nicht verdummt. Es muss etwas Herauslösendes, Bestätigendes, Befriedendes und zur Erkenntnis Führendes an sich haben, das durch einen wissenschaftlichen Hintergrund gewiss und sicher ist.

Die Psychoanalyse war eigentlich dazu gedacht, das Raunen des Unbewussten (Lacan sprach auch vom „universalen Gemurmel") hören zu können, und um darauf mit einem gleichgearteten sonoren Gedanklichen zurückzumorsen, kreativ zu schöpfen, spontan zu entsprechen. Jeder macht hier etwas Eigenes. Die ‚Dinge‘ sind nicht so schwierig. Eben, dieses Gemurmel ergibt ein Hin-und-her-Gewoge von Sage und Widerhall, von Wort und ‚Ding‘, und daraus ergibt sich ein viel tieferer Genuss als von all dem, was andere äußerlich sagen und einem mitteilen können. Das *Genießen* ist die wahre Religion, sagte schon Ludwig Marcuse, das „Genießreden", der Redegenuss aus dem eigenen Unbewussten. Damit hängt auch die zweite Übung zusammen, die ich in der Folge noch weiter darstellen werde.

Zu den drei bereits bekannten *Formel-Worten* möchte ich also noch eines hinzufügen: *ARE – VID – EOR* oder *ID – EO – R – AR – EV,* egal von welcher Stelle aus man es liest oder wie man es schreibt, es hat stets den gleichen Charakter reiner Bildzeichen, aber gleichzeitig auch den wirklicher Worte![24] Und genau das war es ja, was bereits im RA-DIC-IT oder im ORSACERAM schon dargestellt wurde: *Drei* oder mehr Bedeutungen in einer linearen Formulierung.

REVIDE ORA	Schau wieder hin, sprich!
EVIDE ORARchen	Erkenne daraus: Ich werde gesprochen
VIDE ORA RE	Schau, sprich, in Wahrheit!
VI DEORARE	Mit Kraft voll sprechen
VIDEO RARE	Ich nehme ungewöhnlich wahr
IDEO RARE V	Deswegen selten Fünf
DE ORARE VIkraft	Vom Sprechen mit Überzeugungskraft
DEO RARE VI	Dem Gotte gelegentlich mit Kraft
EO RARE VID(E)	Dorthin schau selten!
AREVI DEO R.R	Ich bin verbrannt durch den Gott

---

[24] Dieses FORMEL-WORT wurde auch in meinem Buch „Yoga und Psychoanalyse" verwendet.

ORARE VIDE   Das Beten (Sprechen) schau an!
A..RE..VIDEOR   Ich werde vom ES (*„Strahlt'*/ *„Spricht'*) wahrgenommen

Auch wenn manche Bedeutungen nicht sehr sinnvoll sind – es geht hier nur ums rein Strukturelle, Formale. D. h., Hauptsache ist, es stecken einerseits drei (oder mehr) völlig voneinander verschiedene Bedeutungen darin (im oben genannten Beispiel also zwölf), andererseits ist der Schriftzug als solcher (gerade weil man sich ja auf keine Bedeutung festlegen kann, wenn die Buchstabenfolge im Kreis geschrieben ist) eine reine bildhafte Buchstabenfolge, die eigentlich nichts sagt, aber den Anstoß zur Spiegelung mit weiteren Worten gibt. Wichtig ist, dass die einzelnen Bedeutungen zueinander völlig disparat sind, also bewusst kein logischer Zusammenhang hergestellt werden kann, aber das Ganze dennoch Sprache ist, Bedeutung hat, versteckten Sinn! Damit folgen wir der psychoanalytischen Wissenschaft genauso wie einer wissenschaftlichen Meditationsformel!

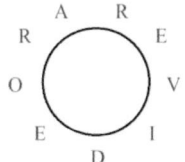

Buchstabenkranz,
der Struktur und Zweck
des Formel-Wortes noch
klar erkennen lässt.

Wenn wir nämlich drei (oder mehr) Bedeutungen in einem Wort, einer zusammenhängenden Formulierung vereint haben, ohne dass eine der drei (oder mehr) bevorzugt ist, dann werden wir, wenn wir diese Dreiheit, diese Triade (wie man in der psychoanalytischen Fachsprache oft sagt) laufend gedanklich wiederholen, uns in jene Triade einschreiben, einflechten, die das Unbewusste ist, die ohnehin schon da ist als Grundkomplex, Grundgestalt, Kristall des Unbewussten. Ich wiederhole hier manches nochmals, ergänze es aber auch. Lacan bezeichnete das Unbewusste auch als „linguistischen Kristall", und genauso sieht ja auch der Buchstabenkranz aus, kristallin (‚*Strahlt*‘) und als überdeterminierter Ring von Buchstaben (‚*Spricht*‘), die – rein gedanklich und im Nacheinander von drei bis fünf *Formel-Worten* – wiederholt zum kathartischen Erleben führen.

Der Sinn und Zweck der Übung besteht nicht darin, sich irgendeine dieser zum Teil eben unsinnigen Bedeutungen zu merken oder dabei zu verharren. Man muss nicht Latein können, um das Ganze zu verstehen, nur rein formal sollte man sich so verhalten, als sei man ein Lateiner: nämlich letztlich sprachlos bleiben vor dem Kreis der vielen Bedeutungen und sich für keine entscheiden dürfen, weil es ja eben jede sein könnte, wüsste man nur, was wirklich gemeint ist. Es ist eben nichts gemeint, die Bedeutungen sind eben mit der größtmöglichen Disparatheit gewählt, damit man sich auf keine festlegen kann. Wichtig ist nur, dass man den Aufbau der *Formel-Worte* verstanden hat und im Notfall gedanklich darauf zurückgreifen kann, wie und warum die Formulierung so aufgebaut ist. Vielleicht findet jemand noch einen besseren Aufbau, egal, denn es zählt der durch die Mehrheit, Überdeterminiertheit und Ineinander-Verschachtelung geformte Ausdruck.

6. Die *Pass-Worte*

Deswegen jetzt nochmals zur zweiten Übung, bei der also etwas zu sprechen scheint, sich verlauten lässt oder ertönt (*Spricht*). Man schließt diese zweite Übung direkt an die erste an, wenn nicht – wie erwähnt – es im Höhepunkt der ersten Übung von selbst dazu kommt, dass sich ein *Pass-Wort* vernehmen lässt. Indem man sich nun anfänglich auf den inneren ‚Laut‘ oder ‚Ton‘ oder ganz generell auf ein inneres ‚Verlauten‘ konzentriert, wird es erst mit einigem Üben zu dem werden können, was ich das „*Spricht*‘ genannt habe. Es wird nicht gleich so sein, dass man einen Gedanken in dieser Weise hört, als spräche das Unbewusste. Es gibt viele Menschen, die Stimmen hören, ohne dass dies pathologisch wäre. Wie I. Stratenwerth in ihrer Analyse dieses Phänomens zeigt, gehört zur krankhaften Art des Stimmenhörens tatsächlich noch eine ganze Menge anderer Symptome.[25]

Doch muss man das ‚Spricht‘ nicht nur als Stimme verstehen, obwohl Lacan von der ‚Stimme des Objekts‘ redet, wenn genau das eintritt, was mit dem Heideggerschen „Die Sprache spricht“ oder dem schöpferisch Konstitutiven, dem Holistischen der Sprache nach Taylor gemeint ist. Egal wie auch immer, in der zweiten Übung konzentriert man sich auf den inneren ‚Laut‘, der als Ausdruck des Primärvorgangs des *Sprechtriebs* in jedem Menschen zwangsläufig vorhanden ist und der letztlich zu einem Es *Spricht* führt,

---

[25] Stratenwerth, I., Stimmen hören, Botschaften aus der inneren Welt, Piper (1999)

das manchen Menschen vertraut ist, von den meisten aber erst erlernt werden muss. Schon der ‚Laut' hat Bedeutung, wie die Psychoanalytiker festgestellt haben, denn er ist Echo körperhafter, eigener Strukturen[26] und Widerhall der mütterlichen Reverien und Laute.[27] Ich erinnere nochmals an die chinesische Sprache.

Hinsichtlich dieser symbolischen, signifikanten Ordnung, einer Ordnung, die also nichts mit dem Sein, der Materie, dem Blick, dem Bild, etc., zu tun hat, sondern mit der Klangwelt von Bedeutungen, von *Signifikanten* und nicht von objektive Zeichen, sondern von Bedeutungserzeugern, die ausgestattet in der Hexenküche des Unbewussten manchmal ganze Sätze ausbrüten. Hier ist also wieder das Raunen und Murmeln bis hin zu den konkretistischen (Lacan spricht von „ultrareduzierten Phrasen") Sätzen zu hören, wenn man das Unbewusste vorher (Übung I) durch ein formales, rein strukturelles buchstabenfolgendes Raunen herausfordert und evoziert.[28] Wie in der Broschüre I gebe ich hier wieder ein Beispiel:

---

[26] Lacan, J., Seminar XXIII, Lacan-Archiv, Seite 10: „Weil der Körper einige Öffnungen hat, deren wichtigste, weil es nicht verstopft, geschlossen werden kann, das Ohr ist, antwortet im Körper das, was ich eine Stimme genannt habe."

[27] D. Birksted-Breen zeigt Fälle auf, an Hand derer sich ganz klar nachweisen ließ, dass Menschen, denen diese Fähigkeit des Widerhalls fehlt, nicht träumen können und daher auch meist Schlafstörungen und psychische Probleme haben.

[28] Der Ausdruck „ultrareduzierte Sätze" bezeichnet laut Lacan die meist extrem knappen, kurzen Phrasen im Unbewussten, wie sie ja auch oft im Traum vorkommen, hier jedoch meist sehr

Jemand, der die *Analytische Psychokatharsis* erst seit einiger Zeit übte, vernahm plötzlich den „ultrareduzierten" Gedanken: „Die Kreuztabletten." Er wusste sofort, um was es ging. Erstens erinnerte er sich daran, dass es viele Tabletten gibt, die eine Kreuzbruchkerbe haben, so dass man sie vierteln kann. Aber dann ging es ihm auch um das Kreuz mit den Tabletten und mit all den Leuten, bei denen man nicht so richtig weiß, mit wem man es zu tun hat! Und schließlich fiel ihm auch das Kreuz als christliches Symbol ein. Denn genau das war es, warum er ein Kreuz mit den Tabletten und anderem hatte: er wollte ein besonders reines, frei von Chemikalien gestaltetes, ‚spirituerlles' Leben führen. Doch er meinte, dass die Tabletten, die er unbedingt wegen einer schweren Blutdruckerkrankung nehmen musste, ihn daran hinderten. Solche Szenarien von Selbstquälerei sind nicht selten. Als er aber aus sich heraus wie eine Mahnung, Meldung, das Wort „Kreuztabletten" hörte, war dies für ihn wie eine Erleuchtung.

Hier war so etwas wie ein ‚Jemand' und nicht einfach nur ein Sein, ein Gehirn, ein Körper oder ein fremder, inkompetenter Mensch, der ihm zuraunte: „Mach dir doch nicht so viele Gedanken um das Kreuz und die Tabletten." Es erging ihm fast so, als wenn ein Gott selbst gesprochen hätte. Vielleicht aber auch nur er selber als Unbewusster, räsonierte er. Egal, wie man Es oder Ihn nennt, es geht um die personifizierte Linguistik, ums Tiefenselbst, um die Antwort des Unbewussten, die in dem aus Tablette und Kreuz

---

entstellt, während sie in den *Pass-Worten* schon einen klar bedeutungsenthüllenden Charakter haben.

zusammengeschachtelten Wort auch die Zusammenschachtelung seiner Probleme auf den Punkt brachte. Irgendjemand oder -etwas, so deutete er selbst, wusste in ihm, dass er das Kreuz auf sich und die Tablette in sich zu nehmen hatte, so deutete er das *Pass-Wort*.

Hier noch ein anderes Beispiel. Es handelt sich wieder um jemanden, der beim Üben der *Analytischen Psychokatharsis* wie aus der Tiefe und erst einmal kaum wahrnehmbar den Satz dachte/hörte: „Das kriegen wir im Kinderwagen fest." Das Wort „fest" war schon so deutlich, dass er es als den eigenen Gedanken wahrnahm, und erst einen Moment danach fiel ihm ein, dass ja der erwähnte Satz zur Gänze gesprochen/gedacht worden war. So ist es oft bei der zweiten Übung, dass man sich wie in einem Wachtraum befindet, wo auch ein ganzer Satz zustande kommt. Der Wachtraum ist kein Tagtraum, sondern taucht in einem leicht abgesenkten Bewusstseinszustand auf, der jedoch noch genug Wachheit hat, um wahrgenommen zu werden, und gerade durch diese Wahrnehmung ganz ins wieder gehobene Bewusstsein eintritt. Der Wachtraum ist ähnlich wie der sogenannte Klartraum („luzider Traum"), bei dem eine eigenartige Bewusstheit besteht, die sich mehr auf das Bildhafte bezieht. Eine Nähe zur Sprache mit grammatikalisch richtigem Satzbau und kritischem Denkvermögen besteht bei beiden in unterschiedlicher Form.

Natürlich beinhaltet auch der Wachtraum kaum kritisches Denkvermögen, aber in der *Analytischen Psychokatharsis* ist die Nähe zum Denken doch so stark, dass die Sätze auch erfasst, sofort auf ihre Bedeutung untersucht und dann persönlich integriert werden können. So natürlich auch bei dem Satz mit dem Kinderwagen. Für einen auch nur gering mit

Psychologie vertrauten Menschen ist wohl sofort klar, dass der Satz etwas mit Reminiszenzen aus der Kindheit zu tun hat (oder an eigene Kinder), vielleicht sogar mit einer etwas rigiden („kriegen wir fest") Erziehung oder Ähnlichem. So war es auch bei dem betroffenen Denk-Träumer, Traum-Denker, der die *Analytische Psychokatharsis* übte.

Dabei möchte ich nochmals betonen, dass das Wesentliche in der Tatsache besteht, dass ein Jemand oder ein Etwas aus dem Inneren heraus sich verlauten lässt, was einen enormen psychischen Effekt hat. Oft ist die intellektuelle Deutung gar nicht so wichtig. Irgendwie hat man sofort das Gefühl, dass das Vernommene einen sehr stark betrifft und angeht, und so ein Satz wie „Das kriegen wir dann im Kinderwagen fest" wird dann auch oft wie ein Bonmot, wie eine humorige Schlüsselphrase, verwendet. Die Person, von der dieses Beispiel stammt, hatte bei vielen Gelegenheiten des alltäglichen Lebens, wo es um nicht so ganz durchsichtige Verpflichtungen und Feststellungen ging, dieses Bonmot für sich verwendet.

Nicht irgendeine Moral, keine festgelegte Kultur, kein Denkschema vermag solche *Pass-Worte* zu ersetzen. Das Ureigenste spricht aus uns heraus, das ist enorm wichtig, weil es mit dem Holismus der Sprache am effektivsten korreliert. Taylor beschreibt sogar, dass dieses Eigensprachliche ein „Idiolekt" ist, bei dem es auch immer zu einem „Gefühl von Richtigkeit" des Gesagten kommt. Er nennt dies auch „intrinsische Richtigkeit", indem das Konstitutive den „inneren eigenen Inhalt" der Sprache, die hier zur Geltung kommt, gewährleistet.[29] Ob man das Ganze jetzt einen „linguistischen Kristall" nennt, wie Lacan dies tut, oder ich es die schon weit gereifte und gelungene Kombination des ‚Strahlt/Spricht' nenne, ist gleichgültig. Die Hauptsache besteht darin, wie man damit umgehen kann.

Und es ist natürlich auch etwas ganz anderes, ob es sich chaotisch ausspricht wie in schwerer psychischer Krankheit oder gelenkt durch ein psycholinguistisches Verfahren, das der Psychoanalyse – insbesondere der nach Lacan – entnommen ist. Solche Enthüllungen wie die der *Pass-Worte* reizen natürlich immer wieder zu Vergleichen mit den Enthüllungen von sogenannten Offenbarungen. Doch bei den religiösen Offenbarungen spielt selbstverständlich das schon durch besonders starke Bindungen an die Ahnen und deren Gott vorstrukturierte Psychische eine große Rolle. In Ergänzung zu der Meinung Freuds, wonach die Religion aus dem Schuldgefühl gegenüber der großen Vaterfigur, die man getötet oder total missachtet hat, entstanden ist, könnte ich mir auch anderes vorstellen.

Es könnte eine übermäßige Bindung und Liebe zu dieser Vaterfigur zu den gleichen Verhältnissen wie der der Religionsentstehung geführt haben. Eine derartige, übermäßig emotionalisierte, psychische Verfassung nennt man in der Psychoanalyse auch eine manische oder submanische Abwehr. Die betreffende Person übersteigert ihre Einstellungen und Gefühle durch ständige Aktionen, Gedanken, Gespräche in die Richtung dieser Figur und muss sich dann

---

[29] Taylor, C., Das sprachbegabte Tier, Suhrkamp (2017) S. 93, 117, 495

nicht mit den kritischen, negativen und abwertenden Phrasen aus dem Unbewussten beschäftigen. Derartige Eindrücke vermittelt ja manche Religion, Kirche, theologische Institution auch heute noch. Gott liebt uns, heißt es dann, und damit ist schon alles geklärt. Diese pauschale Verführung ist jedoch eine man*ische/submanische* Abwehr. Deswegen meinte Freud ja auch, Gott sei das Ichideal des Zwangsneurotikers. Es wird etwas Psychisches zwanghaft abgewehrt und an seine Stelle ein Ideal gesetzt. Die *Pass-Worte* dagegen sind Offenbarungen auf der Ebene einer alltäglichen und allgemein verständlichen Psychologie / Psychoanalyse, und deswegen nennt man sie besser Enthüllungen aus dem Unbewussten.

Wie erwähnt ist Lacan zufolge das Unbewusste zwar strukturiert wie eine Sprache, es handelt sich jedoch um eine „ultrareduzierte" symbolische Ordnung fast mathematischer Art. Dies kommt in dem Beispiel mit dem Kinderwagen nicht so heraus. Dazu eignet sich besser das Beispiel, das nur eine ganz knappe Formulierung zeigt: Einer der Probanden, der die *Analytische Psychokatharsis* übte, hatte nämlich die Eingebung, „Rs´is da" gehört oder gedacht zu haben. Aus diesem sehr knappen „ultrareduzierten" *Pass-Wort* klang ihm sofort ein „Es oder Er ist da" heraus, was ihn kathartisch beflügelte.

Denn es gab ihm das Gefühl, nicht alleine zu sein. Das Unbewusste, das Urvertrauen, hatte sich gemeldet, dass es in einer persönlichen Form da ist, die er vergessen oder verdrängt hatte: das Selbst, das Subjekt, das ganzheitlich Seelische, der „innere Sinn", Es eben. Es war für ihn schlicht kein Zweifel, dass es um das ging, was er schon immer gesucht hatte, sich selbst, sich als innere Substanz, als breites und direkt erfahrbares Ich-Es, wie M. Buber es bezeichnete. Dieses Es ist immer da, wir sehen oder hören Es nur nicht ständig.

Gegenüber den Enthüllungen in der klassischen Psychoanalyse hat die *Analytische Psychokatharsis* den Vorteil, dass einem ein Umweg erspart bleibt. Der Psychoanalytiker muss seinen Patienten zu einem Sprachfeld, einer Sprachkultur verleiten, in der neben dem Aggressiven das sogenannte ‚infantil Sexuelle' eine zentrale Rolle spielt. Ohne dass er so ein zündendes Element wie die Erregungen, die die frühe Kindheit beherrscht haben, in den Dialog, in die Überredung und Selbstüberredung, die sich in der Horizontalen zwischen Analytiker und Patient abspielt, mit einführt, kann er nicht arbeiten. Fachlich spricht man auch von der künstlich erzeugten Übertragungsneurose. Dies zeigt die Grenze des Sprachlichen. Für die herkömmlichen Neurosen (Hysterie und Zwangsneurose z. B.) ist dieses Vorgehen gut geeignet.

Anders verhält es sich in der *Analytischen Psychokatharsis*, wo die Grenze des Sprachlichen von vornherein keine solche Künstlichkeit einführt. Sie beginnt mit der Struktur der ‚Dinge', mit deren Strahlen- und Bild-Charakter, in dem die Blicke in das aggressive und sexuelle Infantile eine Spannung, Besetzung und Erregung in der Vertikalen aufweisen. Man kann so gesehen auch von der Ur-Übertragungspsychose sprechen, die das Unbewusste viel weiter öffnet, als es in der Psychoanalyse möglich ist, eine Öffnung, die eben durch die Mauer der eine Zeitlang gedanklich wiederholten *Formel-Worte* in Schach gehalten wird. Es soll ja keine Überflutung durch Unbewusstes zustande kommen, dafür aber wird nicht nur das Psychische, sondern auch das

Psychosomatische, die sogenannten Somatisierungsstörungen, behandelbar gemacht.

Die in der ersten Übung beschriebene Katharsis ist ein Einheitserlebnis, das der Mensch von seiner Kindheit an sucht. Aber es gibt keine von vornherein perfekte Einheit. Die Psychoanalytikerin F. Henningsen meint, dass sich diese Einheitserfahrung bei traumatisierten Menschen zu einem Fusions- (Verschmelzungs-)Objekt verinnerlichen kann und zwar eben besonders dadurch, dass diese frühe Phase des Lebens gestört verläuft, weil die Mutter also beispielsweise nicht adäquat auf das Kind eingeht oder sie vielleicht selbst depressiv ist und Ähnliches mehr. Es kann aber auch am Kind liegen, das die Mutter ausschließlich zur Eigenbefriedigung nutzt. Die Einheitserfahrung hat sich dann so vertieft oder – wie Henningsen sagt – ist konkretistisch, körperhaft, fusionsfixiert geworden. In einer Psychoanalyse kann sich dies dann in der Ur-Übertragung derart auswirken, dass Analytiker und Analysand unbewusst, unbemerkt eine solche konkretistische *Übertragungs*fusion eingehen und es lange dauert, bis sie diese klar erkennen und auseinanderhalten können. Denn Subjekt und Objekt müssen getrennt wahrgenommen und verinnerlicht werden und so differenziert symbolisiert, worthaft ausgedrückt werden können.

Umgekehrt wiederum ist die von mir eingangs erwähnte Spaltung das Gegenteil einer solchen Fusionsfixierung. Der Analytiker bemerkt diese oft gar nicht oder kann sie wegen ihres archaischen Charakters nicht ausreichend behandeln. Hier ist die *Analytische Psychokatharsis* eine wertvolle Hilfe. Sie fördert zwar einerseits das Einheitserleben, das also ein Widerpart gegen die Spaltung ist. Doch mit den *Formel-Worten* wird dieses Fusionsgefühl eingegrenzt und in Schach gehalten. Das konkretistische Objekt kann durchbrochen werden und wird durch die stark identitätsbildenden *Pass-Worte* in konstruktive, verarbeitende Bahnen gelenkt. Spaltung und Fusion werden zwar wahrnehmbar, halten sich aber durch Katharsis, *Formel-* und *Pass-Worte* in gesicherter und verarbeitbarer Distanz.

So klar und differenziert hier auch hochfrequente Langzeitanalysen sind, so sehr ist ebenso ersichtlich, dass sie nur für wenige Einzelfälle gelten.[30] Auch F. Henningsen spricht sich daher dafür aus, dass andere Therapien wie etwa das autogene Training oder die *Analytische Psychokatharsis* während der Psychoanalyse mit angewendet werden können. Das heißt, dass der Analytiker weiterhin seine Langzeittherapie als das primäre Vorgehen betrachtet und die Aspekte, die der Patient in die Analyse aus den Übungen mit der *Analytischen Psychokatharsis* mitbringt, als zusätzliche Assoziationen, traumartige Metaphern oder Ähnliches verwendet.

Die zweite Möglichkeit ist die, Psychoanalyse und *Analytische Psychokatharsis* als gleichberechtigt nebeneinander zu verwenden, wobei die analytischen Sitzungen nur nach längeren Abständen, evtl. sogar Monaten, stattfinden, während in der Zwischenzeit intensiv mit dem *Strahlt / Formel-Wort / Spricht*, also mit den kathartischen Erfahrungen und den übermittelten *Pass-Worten,* gearbeitet wird. Denn die eigentliche Oberhoheit hat die symbolische Ordnung selbst, dieses jetzt: ‚How to do things with unconscious words‘,

---

[30] Taylor, C., Das sprachbegabte Tier, Suhrkamp (2017) S. 93, 117, 495

also mit den ‚Ding'-Worten, mit dem kombinatorisch *Strahlt/Spricht* zu nennenden Vorgehen. Der Patient ist dann also nicht mehr nur Patient, sondern auch Teilhaber des wissenschaftlichen Vorgehens und Fortschreitens. Das ist nicht so schwierig, wie es klingt.

Nochmals zum praktischen Teil: Wer sich lange genug in einer bequemen Position im Halbdunkel oder mit fast oder ganz geschlossenen Augen hinsetzt und rein gedanklich drei oder vier der Formel-Worte (eines nach dem anderen, langsam, monoton, um dann wieder mit dem ersten zu beginnen) wiederholt, wird irgendwann das Gefühl haben, das sich der Einheitserfahrung nähert und durch einen Helligkeitspunkt,[31] ein ‚Durchrieseln' des Körperbildes oder irgendeine Konzentrationserfahrung, die den Charakter eines Es *Strahlt* hat, ausgedrückt ist. Vielleicht wird er schon hier mehr daraus machen mögen, als nur eine Besserung seines Befindens zu erreichen. Er wird dann vielleicht auch – so wie es mir ergangen ist – mehr an der Theorie mitarbeiten wollen. Allein schon die Erfahrung des Es *Strahlt* als diesem schimmerigen Etwas, das Lacan ein „ultrasubjektives Ausstrahlen" nennt, ist so eindrucksvoll und interessant.

Es ist auch von Lacanianern bis heute kaum gewürdigt und weiter erforscht worden. Dieses leicht kribbelnde ‚Durchrieseln' des Körperbildes oder die als *Katharsis* wahrgenommene ‚vegetative Umschaltung' lässt Spekulationen

---

[31] Manche sagen auch, sie nähmen ‚Licht' wahr. Doch kann dies irreführend sein, denn mit realem, physischen Licht hat dies nichts zu tun. Natürlich kann es so wirken, aber der Begriff des Es *Strahlt* ist hier neutraler und gerechtfertigter.

zur Psychosomatik, zur Medizin und anderen Wissensgebieten wach werden. Derartige Aspekte und Erfahrungen werden in der klassischen Psychoanalyse ausgeblendet und erscheinen hier nur als ‚archaische' Übertragungsform oder als ‚projektive Identifizierungen', worin man das Schillern und Raunen des Strahlt/Spricht-Komplexes deutlich heraushören kann. Doch es wird mit diesen Fachumschreibungen nicht richtig fassbar und nur umständlich verstehbar gemacht.

Mit diesen Bemerkungen will ich lediglich jeden einladen, sich an der Weiterentwicklung der *Analytischen Psychokatharsis* zu beteiligen. Das Wichtige ist einfach, dass das Wissen, aber auch die Wahrheit in jedem Einzelnen ist und nirgendwo anders. Dazu nochmals ein letztes Beispiel. Vor etlicher Zeit hatte ich selbst bei meinem Üben mit der *Analytischen Psychokatharsis* den Gedanken „… ist Ursachler". Ich hatte vielleicht sogar kurz vorher einen Gedanken an das Wort „Ursache" gehabt, was ja eigentlich nicht sein soll. Denn entweder ist man bei der Übung I und wiederholt gedanklich die Formel-Worte, oder man konzentriert sich auf den ‚Ton', auf das ‚*Spricht*', und hat dabei keine eigenen Gedanken. Im Zustand der Regression, der halbwachen Zurückgezogenheit und kathartischen Erfahrung bricht sich das „unbewusste Denken" (so Freuds eigene Bezeichnung), das unbewusste Artikulieren, das ‚*Spricht*' seine Bahn, und so tauchte eben der „Ursachler" auf. Klar, dass hauptsächlich ich damit selbst gemeint war, jedoch nicht als Verursacher, sondern als „Ursachler", was mir etwas ganz anderes zu bedeuten schien. „Ursachler" klang nach einem Beruf und nach einem Spiel oder einer Beschäftigung mit etwas, das Ursachen sein sollten, aber eventuell gar nicht waren.

Und so war auch die Deutung für den „Ursachler" nicht schwer, als ich dazu vor allem den ‚Gschaftler', den ‚Gschaftlhuber' (ein bayerisches Wort für einen umtriebigen Herummacher) und den an den eigentlichen Ursachen stets wieder nur Herummachenden assoziierte. Der klassische Freudianer würde sagen, dass so etwas an Ersatzhandlungen für die eigentlich gewollte Masturbation erinnert. Man kommt sich also sehr schnell auf die Schliche. Das Unbewusste, sagt Freud, denkt nicht, kalkuliert nicht, urteilt nicht, aber Es weiß! So wird dem Übenden Wissen und Wahrheit vermittelt und dies auf eine Weise, wie es an der besten Universität nicht gelehrt wird. Indem die Wahrheit aus einem selbst herauskommt und in Form eines Kraftausdrucks, einer knappen ‚ultrareduzierten Phrase' erscheint, ist sie besonders wirksam und mehr wert als alle universitäre Weisheit.[32]

---

[32] Siehe dazu auch das Seminar XVII, in dem Lacan die versteckte Lust des Universitätsprofessors heraushebt, dessen Wissen nicht am Platz der Wahrheit steht, sondern immer am Platz eines ständigen Mehr-Wissens, eines savoir pour savoir.

7. Logische Praxis

Obwohl ich glaube, genug zur Praxis gesagt zu haben, hier noch ein paar Hinweise. Ich habe für die erste Übung den Begriff des *Strahlt*, einer Helligkeitserfahrung, und oft den Begriff des „Durchrieselns" benutzt. Es handelt sich bei Letzterem natürlich nicht um einen wissenschaftlichen Term. Doch wie die Psychoanalyse eher eine „logische Praxis" als eine kalte und nüchterne Wissenschaft ist, so gilt dies auch für die *Analytische Psychokatharsis* und zwar auch speziell für den kathartischen Teil. Die Erfahrung eines „Durchrieselns" ist eine körperbezogene Katharsis, wie sie schon jeder sicher ein- oder mehrmals bei einem bewegenden Musikstück gemacht hat, wo es einem kurz prickelnd den Rücken hinunterläuft.

Manche Menschen glauben sogar, sie hätten eine Krankheit, wenn sie immer wieder auch ohne äußeren Anlass so etwas Prickelndes spüren. Allgemein betrachtet versteht man unter so einer leichten Empfindung eines prickelnden oder „durchrieselnden" Schauers eine atavistische Reaktion, die mit tiefer Emotionalität zu tun hat. Die Frühmenschen haben vorwiegend über derartige Sinneserfahrungen ihrer Haut, aber auch ihres Gehörs und Blicks kommuniziert, da sie noch nicht über eine perfekte Sprache verfügten. Sie haben nicht nur in Ausnahmefällen solche Empfindungen erfahren, sondern sich wirklich damit ausgetauscht und sich damit verbunden. Ihnen lief häufig mal ein sanfter Lust-, dann wieder Angst-, Erstaunens- oder Abwehr-Schauer über den Rücken oder durch den ganzen Körper.

Egal ob wir dies heute als Rest früherer Fähigkeiten – also als Atavismus – ansehen oder nicht, es geht sicher um eine tiefer begründete Emotionalität. Dieses Es ‚Fühlt', ‚Tastet' und ‚Durchrieselt' hat der Philosoph D. Heller-Roazen in einem neueren Buch sehr weitgehend ergründet. Er geht davon aus, dass schon die alten Griechen, speziell Aristoteles, einen ‚inneren Sinn', einen Gemeinsinn, einen Ökosinn postuliert haben. Es war vor allem der Tast- und Berührungssinn, der ihn dazu animierte. Und tatsächlich, wir sprechen problemlos von der Schaulust, aber nicht so einfach von der Tast- und Berührungslust.

Wir sprechen vom Blick als dem Objekt des Schautriebs, aber nicht vom ‚Getast' als dem Objekt eines Berührungstriebs. Dagegen könnte ein ‚Es Fühlt' vielleicht anschaulicher vermitteln, was mit diesem „inneren Sinn" wirklich gemeint ist, der von der Wissenschaft auch als Könästhesie bezeichnet wird. Im Grunde genommen geht es um die Konnaturalität, die totale Natur- und Wesensverbundenheit. Das Konnaturale ist ja ein Gemeinsinn, ein Sinn, in dem wir schon von jeher dem anderen verbunden sind. Ausführlicher hat sich damit der Psychoanalytiker D. Anzieu in seinem Buch ‚Das Haut-Ich' beschäftigt.[33] Er sieht es als ein Ur-Objekt neuro-psychischer Natur an, und insofern steht es nach meiner Ansicht einem Ganzkörper-Phantom nahe.

Denn wo ist der Körper mehr ganz als in seiner Haut? Anzieu nennt dieses Haut-Ich auch eine phantasmatische Wirklichkeit und stellt sich in weiteren Ausführungen gegen Freud und Lacan. Er sieht bereits in der vorgeburtlichen Phase, aber speziell in der Phase nach der Geburt, dass sich in der intensiven Berührung der Haut der Mutter und der des Kindes eine „Grenzflächenhaut", also für das Kind eine zweite Haut, eben die Phantomhaut, ausbildet. Anzieu beruft sich auf den Psychoanalytiker P. Federn, der in dieser berührenden ‚Hülle', diesem ‚Ur-Getast', das entstehende und noch weitgehend unbegrenzte erste ‚Ich-Gefühl' postuliert. Federn untersuchte dieses ‚Ich-Gefühl' insbesondere in den Momenten des Einschlafens und Aufwachens, wo sich Körper und Psyche vermischen oder Zwischenzustände erreichen.

---

[33] Anzieu, D., Das Haut-Ich, Suhrkamp (1991)

Dass dieses „Durchrieseln" einen Bezug zur Freud'schen Libidotheorie hat, ist jedoch nicht schwer einzusehen. Recht anschaulich kann man diesen Zusammenhang in dem Märchen von dem „der auszog, das Gruseln zu lernen" darstellen. Bekanntlich fürchtete sich dieser vor nichts, nichts gruselte ihn. Er legte sich im Dunkeln unter den Galgen, „wo" – so provozierte man ihn – „Siebene mit des Seilers Tochter Hochzeit gehalten haben", hängte die Toten ab und trieb Schabernack mit ihnen. Nach weiteren Schauerprüfungen durchwanderte er drei Nächte lang das Geisterschloss des Königs und sollte die Königstochter zur Frau haben, wenn er alle Grusel-Tests bestand. Dem war so, aber es gruselte ihn immer noch vor nichts.

Nach der Hochzeit mit der Prinzessin ließ diese eines Tages von ihrer Magd frühmorgens einen Eimer kaltes Wasser mit Gründlingen darin holen und schüttete ihn auf den Bauch ihres nunmehrigen Prinz-Gemahls. „Ach, was gruselt mir, was gruselt mir, liebe Frau!" schrie er auf. „Ja, nun weiß ich, was Gruseln ist." Und so sieht man wieder, die Frauen müssen es einem zeigen, wie es mit dem Sex wirklich geht. Es muss einen ‚durchschauern', durchrieseln, durchwuseln, indem zwei Subjekte, zwei *Signifikanten* wie Mann und Frau, gelungen kommunizieren. Gelungen heißt hier: über das „Getast", über die Könästhesie.

Denn selbstverständlich war das „Durchrieseln" nicht nur mechanische Folge der glitschigen Gründlinge, sondern eben Ausdruck der zwischenmenschlichen Beziehung, die hier auch einen erotischen Aspekt hat. Diese prickelnde Erfahrung des eigenen Körperbildes und der Dialog zwischen den Frauen und dem Prinz-Gemahl stellen wieder die Seite dessen dar, was ich das *Strahlt* und das *Spricht* („Was gruselt mir, was gruselt mir?") nenne, von dem auch Goethe im Faust sprach: ‚Das Schaudern ist der Menschheit bestes Teil', wobei es hier um den Abstieg ins mythische „Reich der Mütter" ging. Nirgendwo spürt man so stark, dass Es da ist, das Freud'sche Es, das Subjekt in seiner Eigentlichkeit. Das. Das psychisch-könästhetische Objekt. Das „Getast", die

Hautlust. Weil dieses Objekt so tief emotional ist, so mit dem Eros verbunden, obwohl es nichts zu tun hat mit der üblichen, der alltäglichen Sexualität, denn es ist so stark verdrängt, dass es nie zur Sprache kommt.

Fast könnte man sagen, es ist das, was Freud mit dem Ur-Verdrängten gemeint hat, einer Art psychisch-libidinösen „Gegenbesetzung", wie er es selber nannte. Die Gegenbesetzung symbolisiert die Spaltung, denn im Moment der Hautlust wird diese auch schon wieder abgewehrt. Wer kennt nicht den Kitzel, den man nicht aushalten kann, obwohl er im Zustand einer totalen Entspannung oder Ablenkung oder wenn man es sich selbst tut, ganz leicht zu ertragen ist? Doch wenn man sich selbst kitzelt, steckt kein anderer dahinter, so wie in Wirklichkeit die Könästhesie ja auch nur die Urvertrautheit für sich alleine ist: im neurotischen Fall die Mutter, im reiferen Fall der/das *Andere* als solches.

Und so kann jeder im Üben auch seine eigene Wissenschaft aufbauen und diese in die Wissenschaft der *Analytischen Psychokatharsis* mit eigenen Beispielen einfügen. Ich möchte damit die Ausführungen in den beiden Broschüren „Die körperlich kranke Seele I und II" abschließen. Ich denke, dass ich genug gezeigt habe, dass das praktische Vorgehen eigentlich sehr einfach und unkompliziert ist und von jedem zu Hause direkt nach dem Studium dieser Texte geübt werden kann. Damit möchte ich auch den Forderungen unseres Zeitalters entgegenkommen, in dem das Herunterladen aus dem Internet oder auch der Erwerb eines sehr preisgünstigen E-Books genügt, um das Verfahren zu verstehen und praktisch zu erlernen. Es wird auch ein Forum geben, in dem Erfahrungen ausgetauscht werden können. Aber Institute gründen und fixierte Lehren verbreiten sollte nicht nötig sein.

Bei fortgeschrittenen Erfahrungen wird man oft das Gefühl haben, als trete man in einen Dialog zwischen dem eigenen Strahlt und *Spricht* ein. Während für das „Strahlt" das erwähnte Schimmern vielleicht in einfacher geometrischer Form genügt, taucht beim

Übergehen zur zweiten Übung dort dieses Verlautet auf, das dann – bei weiterer Vertiefung und Vigilanzeinschränkung – ein *Pass-Wort* frei werden lässt. Manchmal genügt es, dass man nur ein einziges erfährt und dann einfach intellektuell daran weiter arbeitet. Manchmal benötigt man mehrere, sodass man eben von dem gerade zitierten Dialog sprechen kann. Und dieser Dialog wird ein echter Dialog sein. Wenn man beim Gebet von einem Dialog mit Gott sprechen will, muss man bedenken, dass das Gebet schon viel zu sehr von eigenbezogenen Wünschen oder auch nur zu sehr bestimmten, bewussten Formulierungen ausgeht. Wie soll darauf eine praktisch-logische Antwort zustande kommen?

Das Praktisch-Logische ist nicht so sehr in den Gedanken, bewussten Sätzen oder in dem, was wir „geistig" nennen, angesiedelt. Es wohnt vielmehr in dem noch nicht ganz ausgereiften Sprechen, im „universalen Gemurmel", wie Lacan auch das Unbewusste nennt. Und wenn man dann dieses „universale Gemurmel" mit einem ebensolchen vielschichtigen Gemurmel der Formel-Worte anruft, weckt, bombardiert, wird es gezwungen sein, ins Bewusste mit Sprachanteilen zu drängen, die schon etwas besser verstehbar sind als das Gemurmel alleine. Es muss antworten, praktisch und logisch, und so wird es auch eine echte Antwort sein.

Bei der Anwendung der Analytischen Psychokatharsis ist nicht unbedingt ein begleitender Therapeut notwendig. Anfänglich mag dies gut sein, mit mehr Übungserfahrungen jedoch und auch einem vermehrten Auftreten der Pass-Worte kann sich ein direkter Dialog mit dem Unbewussten einstellen. Er kann dadurch zustande kommen, dass man sich im Gegensatz zur herkömmlichen Psychoanalyse, wo es um den Zusammenhang von *Übertragung*/Verdrängung geht, wobei der Schrägstrich hier die Deutung markiert, mitten in dem Zusammenhang von Ur-Verdrängung/Ur-*Übertragung* befindet, indem hier der Schrägstrich durch das *Pass-Wort* charakterisiert ist.

Folgender Dialog entspann sich einmal bei einem Übenden der Analytischen Psychokatharsis. Zuerst tauchte das *Pass-Wort* ‚höchste Dienste' auf, das dem Probanden nicht unvertraut klang, weil er damit sofort seinen Anspruch verstand: Wenn schon Dienste leisten, dann doch am besten die, die als höchste gelten. Doch was sollten diese sein? war seine Frage, die in ihm gleichzeitig auftauchte und worauf er ein weiteres *Pass-Wort* vernahm, nämlich ‚es geht auch Anderes'. Sollte das heißen, dass es also doch wieder nichts mit den ‚höchsten Diensten' auf sich hat? Könnten es also auch mittlere oder niedere Dienste sein oder gar etwas ganz ‚Anderes'? Ja, es klang danach, dass es auch um ganz ‚Anderes' ginge. Doch was ‚Anderes'? Es kann sich ja nicht um ‚alles Andere' handeln, also eine völlig freie und damit auch ins Irrationale und Weitschweifige reichende Empfehlung. Doch damit war ein Dialog eröffnet, den der Proband jetzt auch bewusst weiterführen konnte, denn über Lacans *Anderen* hatte ich mit dem Probanden schon vorher einmal geredet. Ich hatte kühnerweise gesagt, Freud war Lacans *Anderer*.

Wenn man mit den *Pass-Worten* vielleicht auch einen Vergleich hinsichtlich der in den frühen Jahren der menschlichen Kulturgeschichte aufgetretenen Offenbarungen religiöser Art ziehen kann, so muss man doch auch den Unterschied ganz klarstellen, dachte mein Proband. Von der Geisterbeschwörung angefangen bis zu Eingebungen der verschiedensten Götter und schließlich zu den Offenbarungen monotheistischer Religionen gibt es einen gewissen, abgestuften Weg. Die letzteren wirken auf uns besonders bedeutend, da sie auf ein umfassendes, grandioses und wichtiges Wesen zurückführbar erscheinen. Nun ist das Unbewusste nicht weniger umfassend und wichtig, es ist vielleicht nicht so grandios und ein personales Wesen, von dem der Mensch ja als ein Abbild verstanden wird. Aus der Religionsgeschichte ist das Personbezogene und dem Menschen Vorbildliche aus der ursprünglichsten Vater-Metapher her verständlich. Der monotheistische Gott ist immer auch Schöpfergott und nicht nur moralische Vaterfigur.

Doch dem Unbewussten zentral vergleichbar ist die Tatsache, dass es ein ,*Spricht*' gibt, das wir in der Religion als ein ,*Er Spricht*, und in dem von der Psychoanalyse her konzipierten Unbewussten als ein ,*Es Spricht*' verstehen.

Etwa solche Gedanken machte sich der gerade genannte Proband und kam zu dem Schluss: Der Dialog mit Gott wird heute beherrscht von einem ,fundamentaltheologischen' Diskurs. Niemand spricht ja mehr so direkt dialogisch mit Gott, wie es etwa im Alten Testament von vielen Personen, nicht nur den kanonisierten Propheten, erfahren worden ist. Die Krise der Religionen heute liegt in ihrer theoretischen und akademischen Überfrachtung, die selbst ,höchste Dienste' in Form von sozialen, materiellen und kirchlichen Zuwendungen nicht zu einer lebendigen, authentischen und starken Religion ergänzen können. Ein ,*Spricht*' aus dem Unbewussten erschien meinem Probanden somit viel persönlicher, wahrhafter und praxisbezogener. Doch so ist auch deutlich, dass ein Dialog mit diesem Unbewussten nicht in klare, übergeordnete Empfehlungen münden kann. Das Unbewusste wird keinen Sündenkatalog erstellen, keine moralischen Imperative ausdrücken. Aber es wird auch nicht ganz ohne Richtung, ohne fassbare Orientierung sein und dies vor allem dann nicht, wenn es durch eine an Linguistik, Semiotik und Psychoanalyse strukturierte Vorgehensweise geweckt wird.

Trotzdem handelt es sich um keine leichte Arbeit. Wenn die *Pass-Worte* noch zu tief im Unbewussten, im Traumduktus stecken, können sie natürlich weitgehend unverständlich sein. Dann muss doch eine psychoanalytische Deutungsarbeit helfen. Ich hatte selbst einmal mein unbewusstes Denken in dem *Pass-Wort* ,lors its schell' erfasst und mich dabei an Worte aus dem Englischen erinnert. Es hätte ,lores it´s shell' heißen können, also etwa „Überlieferungen, das ist Schale, Hülle." Rein assoziativ würde ich bei ,lors' eher an das französische ,alors' denken, „also", „dann", was mehr Sinn ergäbe: „Also dann ist's Schale", im Sinne von „ist's Fassade". Mir fielen dazu die Cantos von Ezra Pound ein, der in einer einzigen Gedichtzeile mehrere Sprachen zu Wort kommen ließ. Freilich hat auch er nichts anderes getan, als sich seinem Unbewussten völlig zu überlassen, aber es stand keine Wissenschaft hinter ihm, er dichtete einfach weiter. Es war an vielen Verfolgungsideen ersichtlich, dass Pound eine Paranoia hatte, auch wenn in seinen Cantos echte Poesie hindurchschimmert.

Denn in Worten, Silben, sprachlichen Anklängen dahin zu flanieren, mag schnell in Nichtssagendes abgleiten, und das kann nicht der Sinn einer Arbeit mit der Analytischen Psychokatharsis sein. Zu sehr spekulative Deutungen muss man stehen lassen, weitere *Pass-Worte* können eher Klärung bringen. Das Verfahren befindet sich einfach noch in seiner Entstehung und so habe ich aus dem oben gerade erwähnten *Pass-Wort* und den dazugehörigen Assoziationen nichts gemacht. Ich habe es so stehen lassen und auf andere gewartet.

Weiterführende Literatur: *Analytischen Psychokatharsis, eine Verbindung von Meditation und Wissenschaft,* BoD 2013, sowie die Webseite:

www.analytic-psychocatharsis.com

Weitere Bücher des Autors im MCS-Verlag

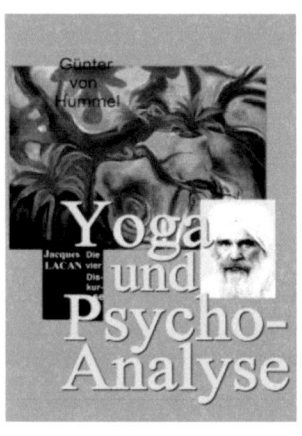

Yoga und Psychoanalyse

An Hand einer wissenschaftlichen Biographie des Religionswissenschaftlers und Yogalehrers Kirpal Singh (Surat Shand Yoga) werden alle Yogaformen von der Seite der Psychoanalyse her betrachtet. Es ergibt sich die Notwendigkeit ein eigenes Verfahren zu begründen, das der Autor auch *Analytische Psychokatharsis* nennt. Zahlreiche Bilder und Schemata machen das Buch anschaulich.

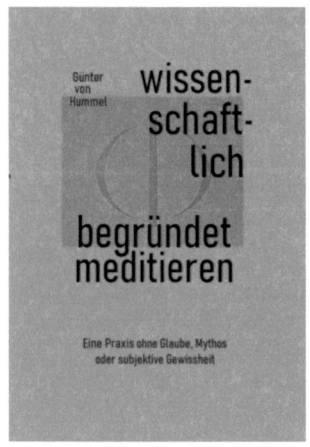

Wissenschaftlich begründet meditieren.

Die klassische Methode der Analyse des Unbewussten stellt eine zu theoretische Form der Psychotherapie dar. Um in der Praxis mehr Erfolg zu haben bedarf es eines direkteren selbstanalytischen Verfahrens, das jeder aus sich selbst heraus entwickeln kann. Formulierungen, die in einem einzigen Schriftzug mehrere Bedeutungen enthalten, können das Unbewusste jedes Einzelnen durch mentales Üben aufbrechen und zu sich selbst befreien.

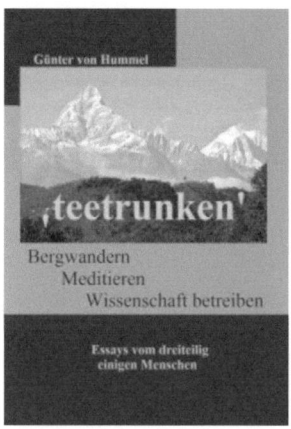

,teetrunken' Ausgangspunkt des Buches stellt die Lehre des Psychoanalytikers O. Graf Wittgenstein dar, der davon ausging, dass der Mensch in sich drei Teile birgt, die er nur vechiedentlich zu einer Einheit bzw. einheitlichen Per- sönlichkeit verbinden kann. Die letztliche und ideale Einheit nennt er den 'Trialog'. Anhand der Schilderung mehrerer Bergbesteigungen durchstreift der Autor alle möglichen kulturellen und psychologischen Fragestellungen, um im Endeffekt dahin zu kommen, den 'Trialog' durch das Wandern, Meditieren und intellektuelle Verarbeiten zu erreichen.

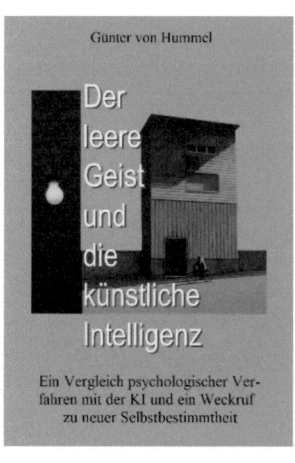

Der leere Geist und die KI Zwischen psychotherapeutischen Methoden und der künstlichen Intelligenz (KI) gibt es kaum Vergleichsmöglichkeiten. In der Psychoanalyse J. Lacans wird in der der rechnerische Intellekt der KI zwar gewürdigt, aber durch einen ,der Liebe unterstellten Intellekt' ersetzt wird, in dem der Einzelne wieder zum Zug kommt. Ein neues Verfahren führt in die Wissenschaft zur Seele des Einzelnen zurück und gibt ihr durch die KI doch neue Impulse.